이비인후과 전문의가 들려주는

콧병 완전정복

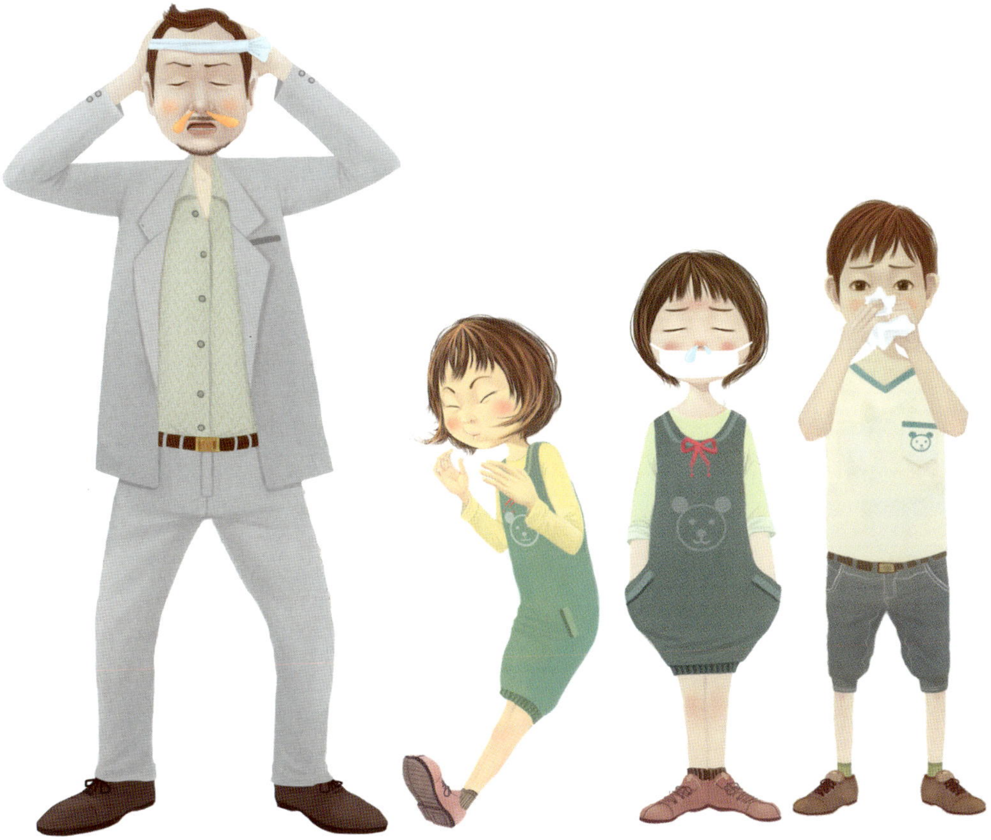

이비인후과 전문의가 들려주는

콧병 완전정복

홍석찬 저

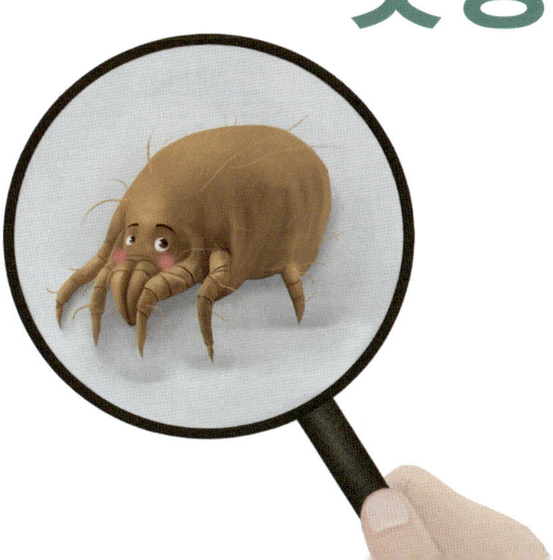

고려의학
KOMB Korea Medical Book Publishing Company

〈콧병 완전정복〉을 펴내면서...

제가 서울대 의대를 졸업하고 공군 군의관으로 근무 후, 서울대 병원에서 인턴을 마치고 레지던트를 선택할 시기가 되었을 때는 일반외과와 정형외과가 마음에 있었습니다. 그러나 장인어른(故 이영호 박사)이 이비인후과 선배님이신 관계로 이비인후과를 선택하여 현재까지 30년 이상 이비인후과 의사로서 일하고 있습니다.

레지던트 수련 중 대학원 석사과정에 들어가게 되었는데, 민양기 교수님이 콧병을 전공하라고 하여 비과학(鼻科學) 분야에 발을 들여 놓게 되었습니다. 그동안 부족한 저를 이끌어 주신 은사 민양기 교수님께 이 자리를 빌려 깊은 감사 말씀을 드립니다.

금년 2월이면 환갑을 맞게 됩니다. 세월이 유수와 같다고 어르신들이 말씀 하셨는데 벌써 60이 되니 만감이 교차합니다.

건국대 법의학 교실에 근무하시는 박의우 교수님께서 환갑 기념으로 콧병에 대한 책을 저술하라고 하셨을 때 약간 망설였으나 용기를 내기로 하였습니다. 이 자리를 빌려 좋은 아이디어를 주신 박의우 교수님께 좋은 아이디어 감사드립니다.

그동안 30년 비과학에 종사하다 보니 나름대로 소견이 생겼으며, 일반인들을 위한 콧병에 대한 책을 구상하게 되어 〈콧병 완전정복〉을 발간하게 되었습니다. 졸저입니다만, 일반인들을 위하여 최대한 쉽게 기술하려고 노력하였습니다. 이 책이 콧병을 가진 일반인들에게 도움이 되길 간절히 바랍니다.

최근에는 정년퇴직 때까지 후배에게 도움이 되는 일을 하려고 생각하고 있습니다. 한편 금년 1월에 태어난 외손자 용준이와 노는 것이 정말 기쁩니다.

그동안 부족한 남편을 잘 내조하여준 사랑하는 아내(이정자)와 사랑하는 딸과 사위(지나, 이학승 판사)와 사랑하는 아들(홍준택 대리)에게 이 자리를 빌려 "I love you"라는 말을 전하고 싶습니다.

2015년 2월

亨鮮 홍석찬 배상

차 례

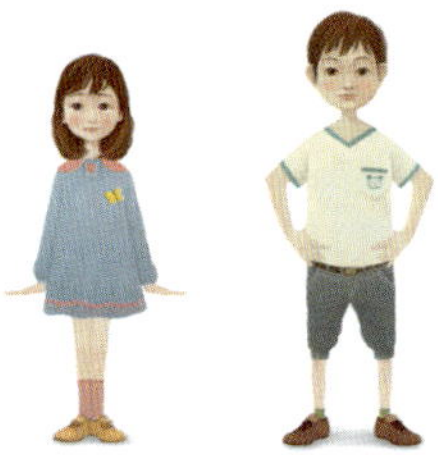

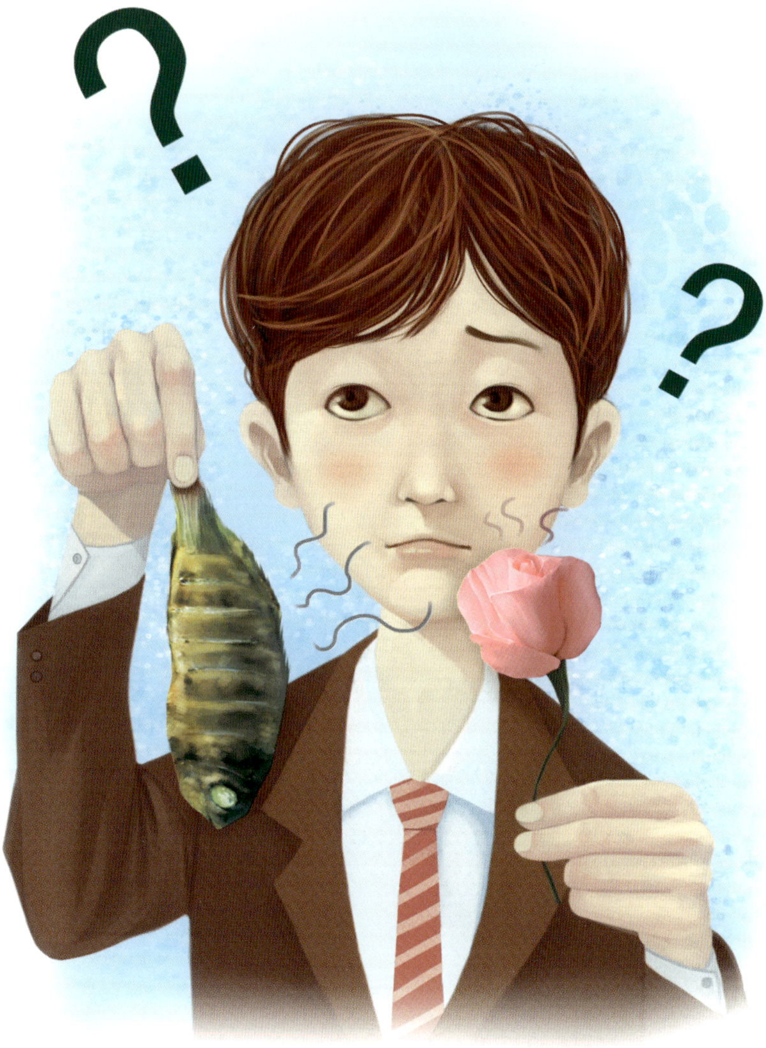

01...

감기를 앓고 나니 냄새가 안 나요. 어떻게 하여야 하나요?

사람의 코의 위쪽에는 후각상피라는 냄새를 맡는 부분이 있습니다. 후각상피에는 뇌와 연결되는 후각신경이 있습니다.

이 후각신경이 사람의 중추신경 중 외부와 직접 접촉하는 유일한 신경이지요.

감기를 일으키는 바이러스가 이 후각신경에 손상을 일으키면 냄새를 맡지 못하는 경우가 생깁니다. 감기를 오래 앓다 보면 합병증으로 축농증(부비동염)이 생겨 후각에 이상이 생기는 경우도 있습니다.

축농증에 의한 후각장애의 경우에는 약물요법을 먼저 시행하며, 약물에 반응이 없을 시는 축농증내시경수술(FESS)을 요할 수도 있습니다.

감기 바이러스에 의한 후각장애의 경우에는 보존적 치료를 하면서 기다리며, 회복에는 3~4개월 내지 6~12개월을 요할 수도 있습니다.

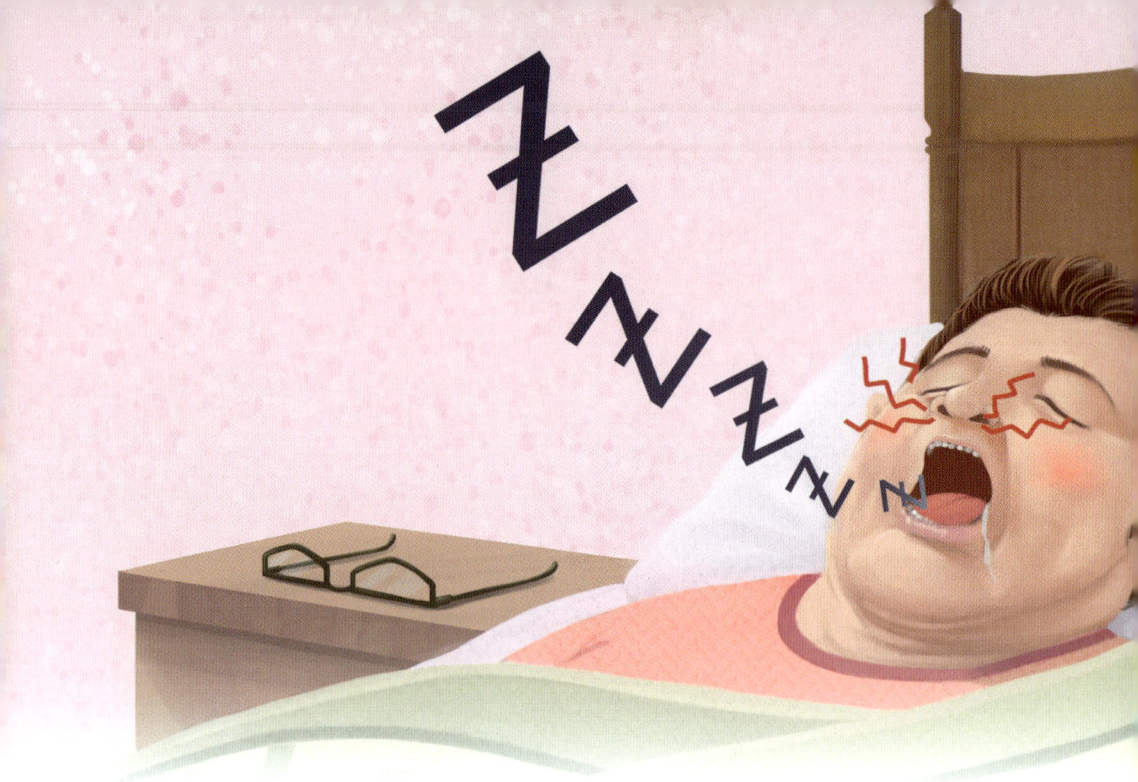

02...

남편이 시도 때도 없이 코를 골아요. 어떻게 하여야 하나요?

사람은 아주 피곤하거나 음주를 하였을 경우 코를 골 수 있습니다. 그러나, 피곤하지도 않고 음주도 안 하였는데 코를 곤다면 문제가 될 수 있습니다.

코를 고는 원인은 여러 가지가 있으며 적정 체중을 넘은 과체중이거나 비만일 경우 코를 골 확률이 증가합니다.

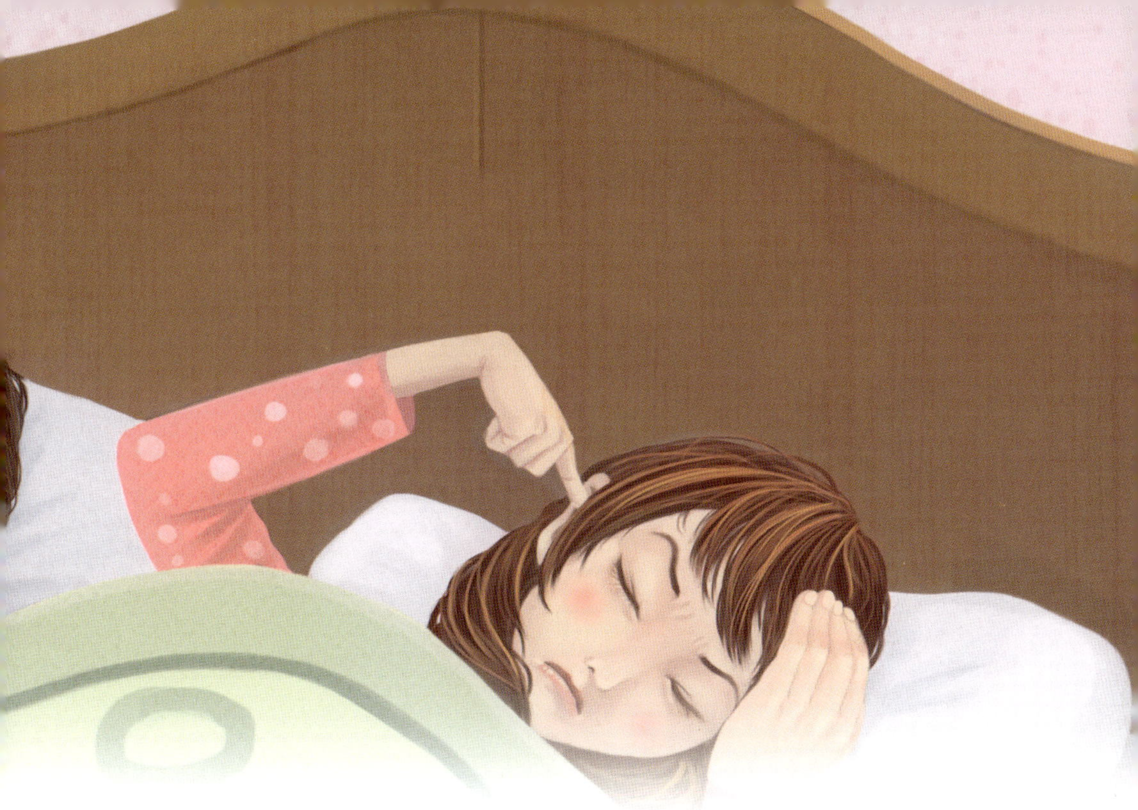

과체중이거나 비만인 사람은 운동을 열심히 해야 하며 다이어트가 필요할 수 있습니다.

코골이를 피하기 위해서는 과로를 피하고, 음주를 조심하는 것이 중요합니다.

코골이뿐만 아니라 수면무호흡증(수면중 숨이 끊어지는 현상)이 생기는 경우에는 수술(레이저 수술, 연구개 임플란트 수술, 입천장 수술(UPPP), 안면골 전치술)이나 구강내장치를 시행할 수 있습니다. 이외에도 수면무호흡증이 심할 경우 지속적 양압 치료기(CPAP)를 사용하는 경우도 있습니다.

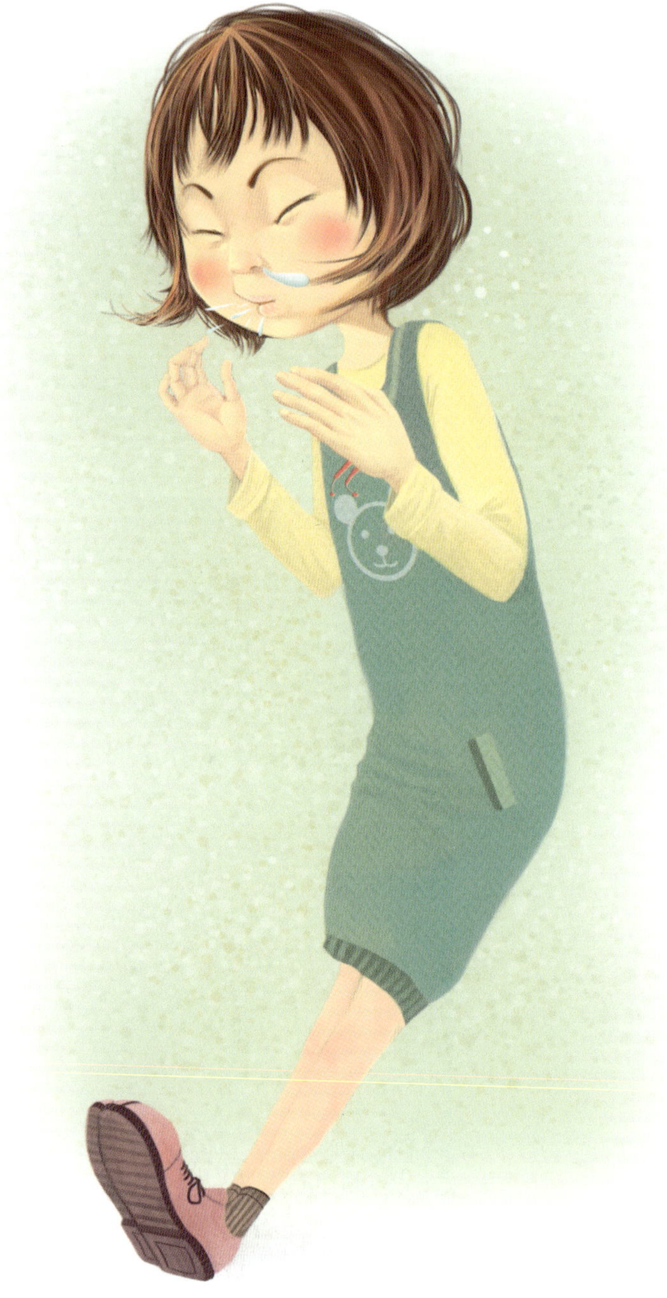

03...

재채기와 맑은 콧물이 많이 나와요. 어떻게 하여야 하나요?

재채기와 콧물이 나오는 원인은 여러 가지가 있습니다. 일반적으로 감기에 걸렸을 때 재채기와 콧물이 나옵니다. 하지만, 특수한 계절에만 혹은 연중 재채기와 콧물이 나온다면 다른 원인이 있을 수도 있습니다.

특수한 항원에 노출되었을 경우, 발작적으로 재채기가 나오고 맑은 콧물이 나며 코가 막힐 경우에는 알레르기성 비염일 경우도 있습니다. 서양 사람의 경우에는 꽃가루에 대한 알레르기성 비염이 많으며, 한국인의 경우에는 집먼지 진드기에 대한 알레르기성 비염이 많습니다.

피부반응검사를 통하여 알레르기를 일으키는 항원을 파악하고 그 항원에의 노출을 피하는 회피요법이 중요합니다.

증상이 심한 경우에는 코에 뿌리는 약(국소 스테로이드 스프레이)이나 먹는 약(항히스타민제, 혈관수축제, 비만세포 안정제 등)을 사용할 수 있습니다.

그 외에도 약물요법에 반응을 안 할 때는 면역요법을 실시할 수 있습니다.

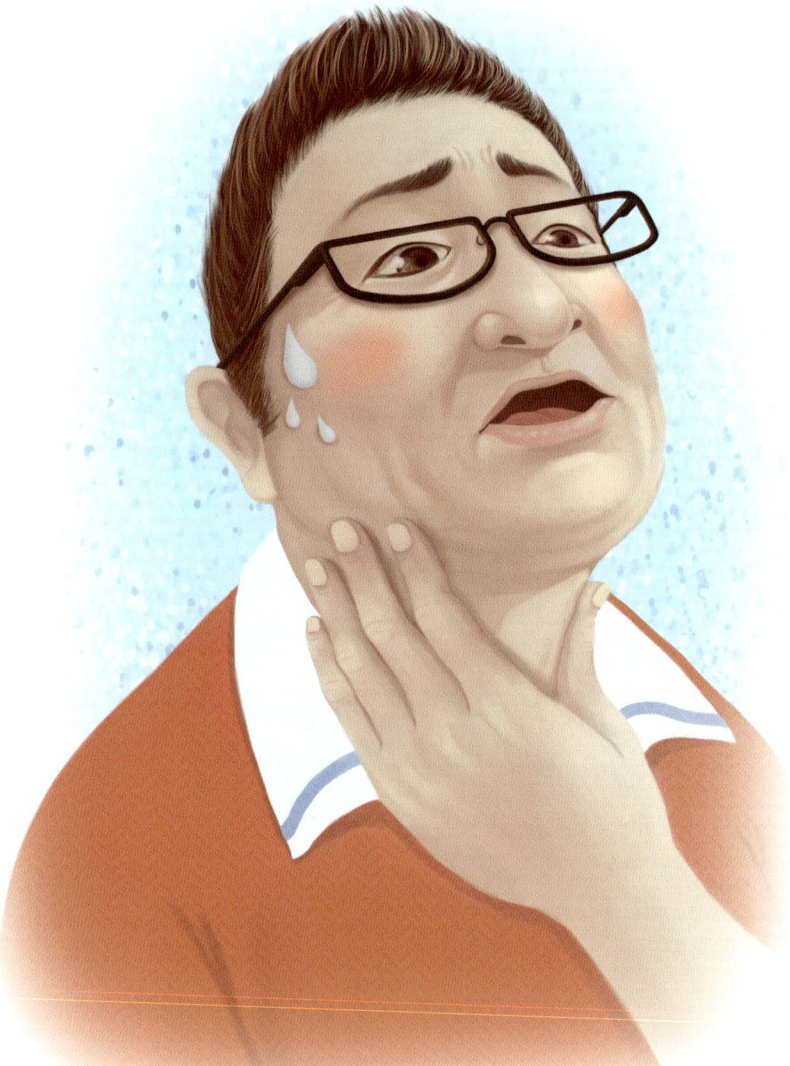

04...

항상 코가 막히고 가래가 목으로 넘어가요. 어떻게 하여야 하나요?

사람 코의 주변에는 부비동이라고 하는 동굴처럼 생긴 공간이 양쪽에 4개씩 있습니다. 이 부비동이 코와 통기가 잘 되어야 하는데 여러 가지 원인으로 막히는 경우가 있습니다.

위와 같이 부비동에 고름이 고이거나, 염증이 심한 경우를 축농증(부비동염)이라고 하지요.

축농증의 증상은 코가 막히고, 가래가 목으로 넘어가고, 누런 코가 나오며, 후각이 떨어지고, 머리가 아플 수 있습니다.

축농증의 치료는 코를 생리식염수로 세척하여 주고, 약물요법을 시행하게 됩니다. 코 알레르기가 병발하였을 경우에는 알레르기 치료도 같이 하는 것이 좋습니다.

그러나, 약물요법에 반응을 안 하는 경우에는 부비동 내시경 수술(FESS)을 시행할 수도 있습니다.

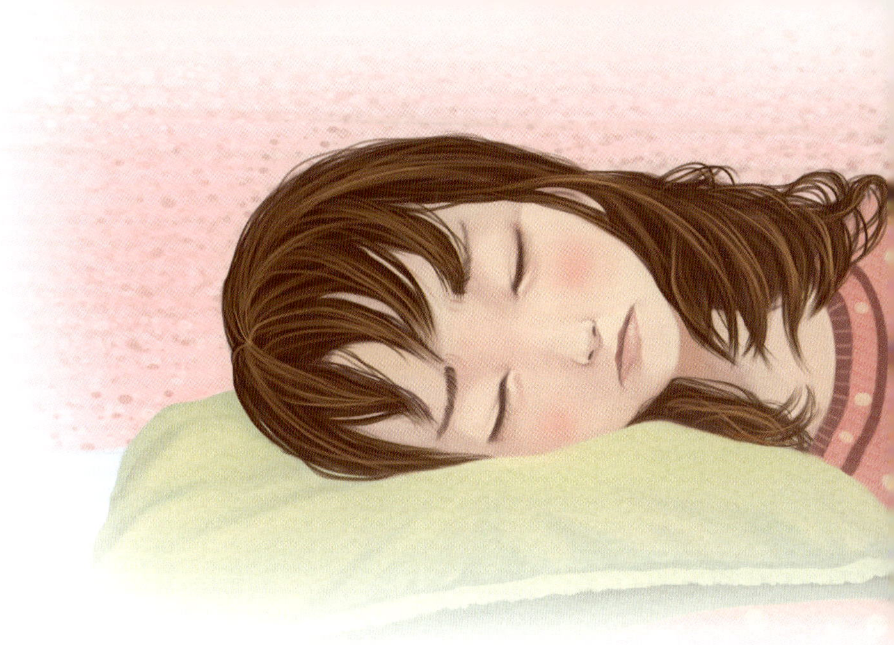

05...

코가 항상 막혀요.
한쪽으로 누울 때 더 심한 경우도 있어요.
어떻게 하여야 하나요?

사람의 코 양쪽을 나누는 막이 있는데 이를 비중격이라고 합니다. 이 비중격이 충격에 의하든 성장과정 중에 휘든 어느 쪽으로 휘어져서 공기의 흐름을 방해하는 경우가 있는데 이것을 비중격

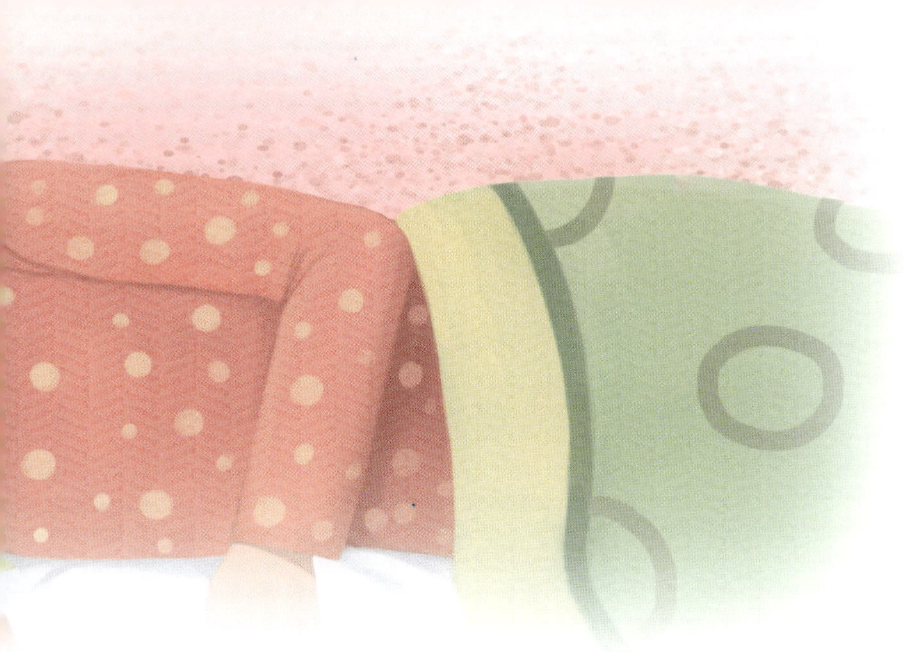

만곡증이라고 합니다.

위와 같은 비중격 만곡증 외에 콧속에 있는 살(비갑개)이 비후되어 있는 경우도 있습니다.

비중격 만곡증이 있는 경우에는 생리식염수로 콧속을 세척하고 약물요법을 시행하게 됩니다.

그러나, 약물요법에 반응 안 할 때는 수술(비중격 성형술)을 요할수도 있으며, 비갑개가 비후되어 공기의 흐름을 방해할 경우에는 비갑개수술(레이저 수술, 고주파 수술, 점막하절제술)을 병행하는 경우도 있습니다.

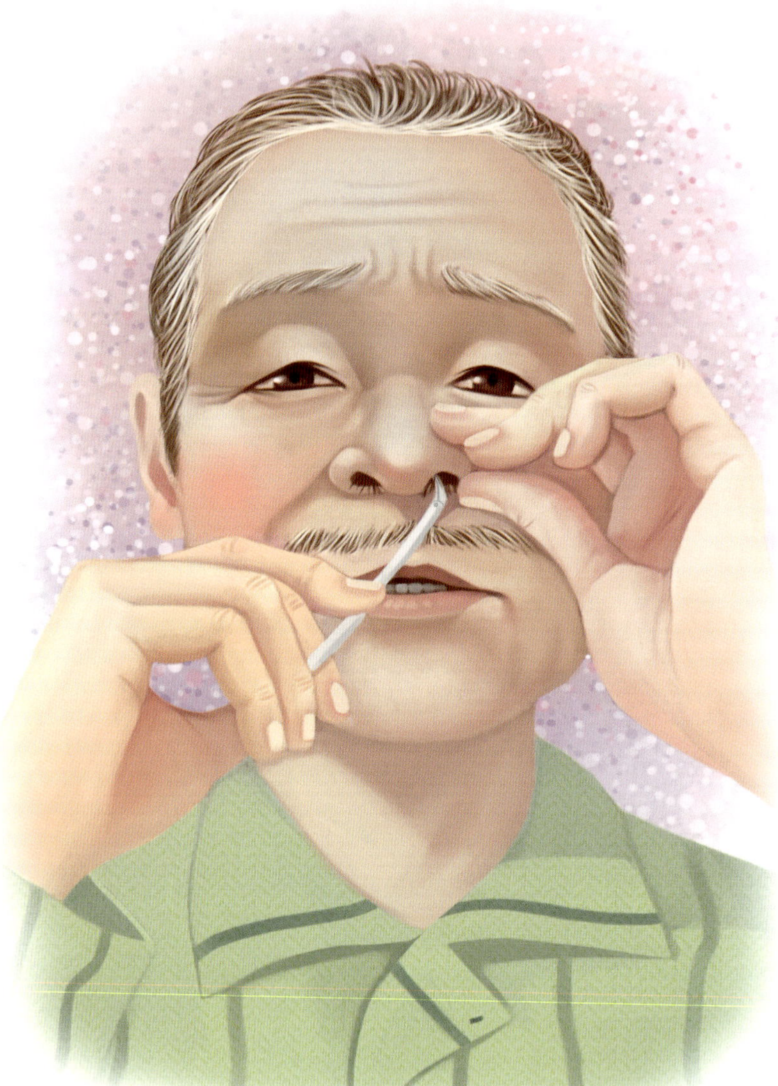

06...

콧털이 밖으로 나와 마구 뽑습니다. 괜찮을까요?

콧털은 콧속에 들어오는 여러 가지 물질들(미세 먼지, 황사, 바이러스, 박테리아, 곰팡이 등)을 일차적으로 방어 하는 역할을 수행합니다.

이와 같이 중요한 역할을 수행하는 콧털을 보기 싫다고 함부로 뽑으면 콧털이 붙어있던 자리에 모낭염이 생기거나, 콧털이 있는 부위에 비전정염이 생길 수 있으며, 드물게는 염증이 파급되어 뇌 속에 있는 해면정맥동에 혈전정맥염(cavernous sinus thrombophlebitis)이 발생하여 생명에 위협이 될 수도 있습니다.

위와 같은 부작용을 방지하기 위하여 콧털은 함부로 뽑아서는 안되며, 콧털 전용 정돈기(nose hair trimmer)를 사용하여 미관상 보기 싫은 콧털을 제거하는 것이 안전합니다.

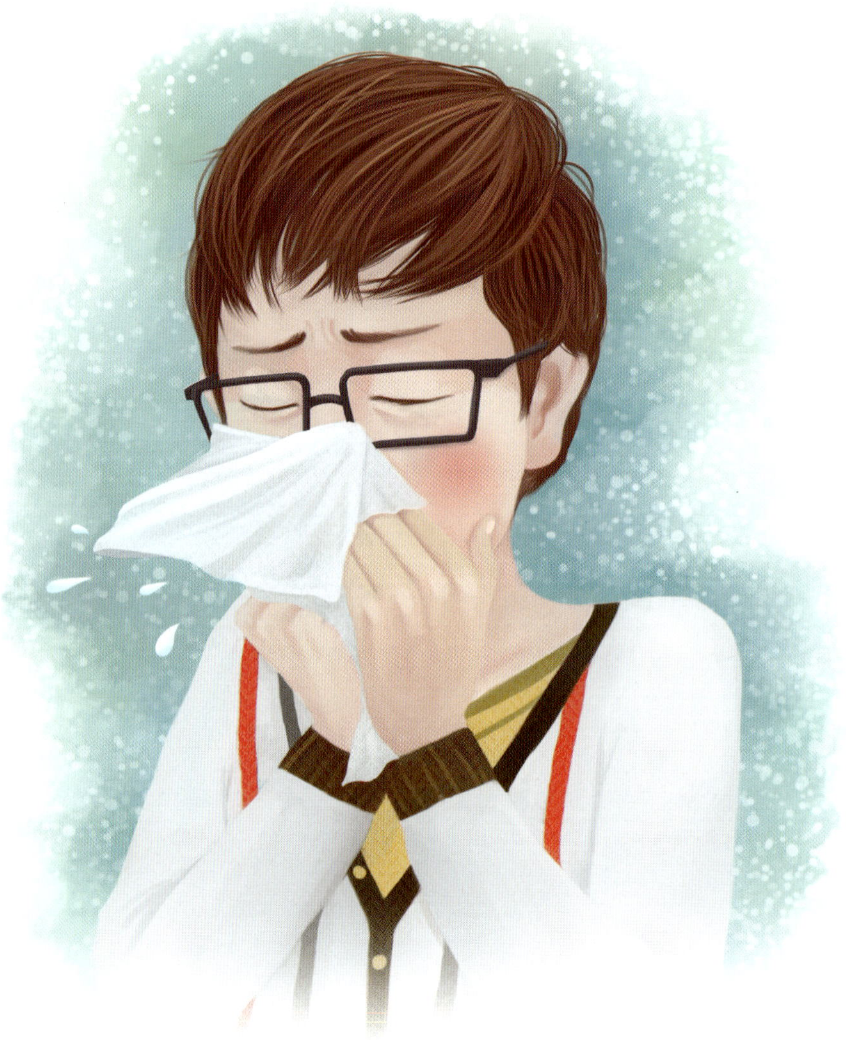

07...

코를 팽팽 푸는 버릇이 있습니다. 괜찮을까요?

사람 콧속 깊은 곳에는 코와 귀를 연결하는 유스타키오 관(이관)이라는 해부학적 구조물이 있습니다. 유스타키오 관은 고막의 바깥쪽과 내부의 압력을 조절하여 귀가 먹먹해지지 않도록 하는 중요한 역할을 수행합니다.

양쪽 코를 잡고 코를 팽 풀면 콧속의 압력이 유스타키오 관을 거쳐 고막 속으로 전달되어 귀가 먹먹해집니다. 드물게는 콧속의 염증이 유스타키오 관을 거쳐 고막 속으로 파급될 수도 있습니다.

위와 같은 부작용을 방지하기 위하여는 한쪽씩 코를 푸는 것이 안전합니다.

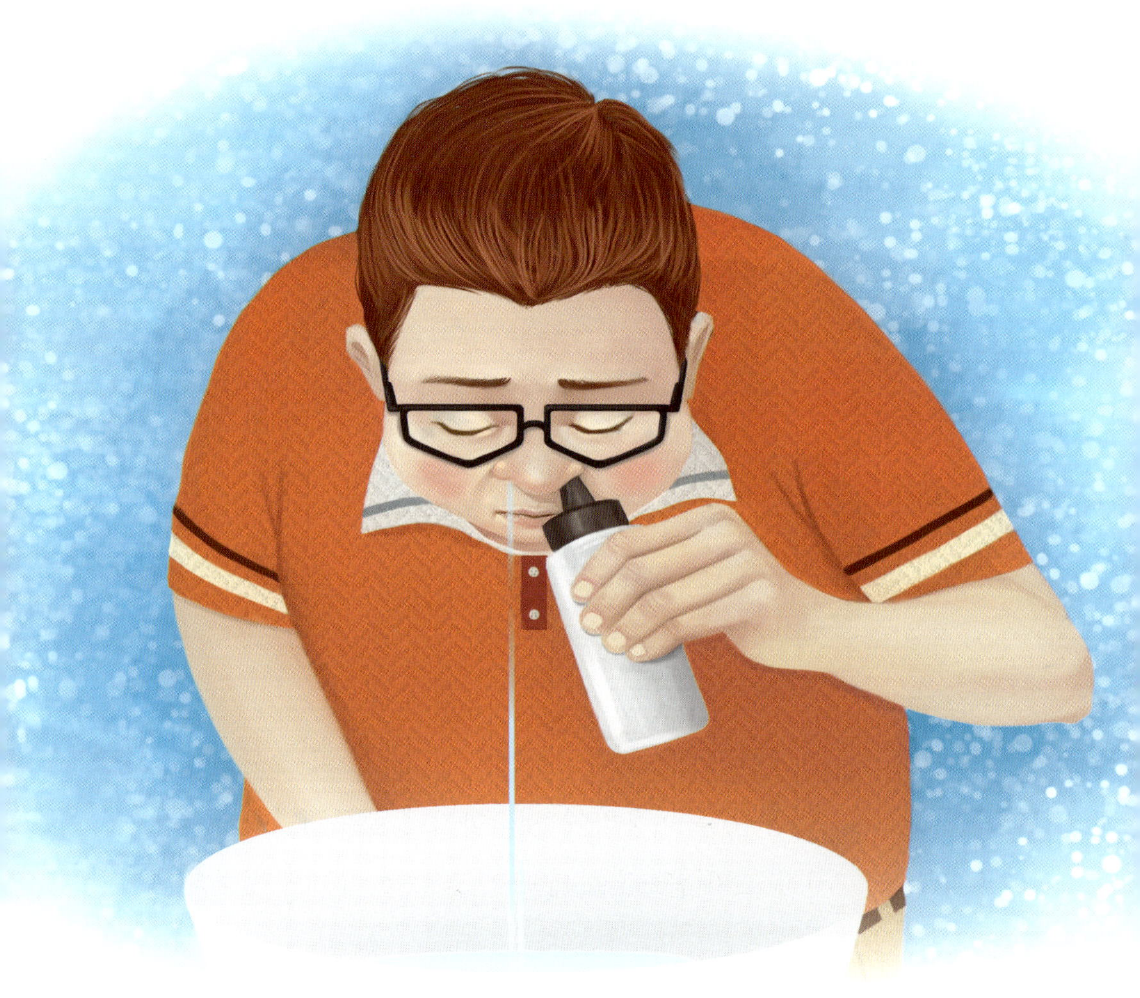

08...

콧속이 건조하여 물로 세척합니다. 괜찮을까요?

콧속에는 얇은 점막(호흡 상피)이 덮여있는데, 여기에는 아주 작은 털(섬모)이 붙어 있습니다. 이와 같은 섬모의 역할은 콧속에 들어오는 여러 가지 이물질을 섬모운동을 통하여 자가 정화(self cleansing)를 하는 것입니다.

공기가 건조하면 이와 같은 섬모운동이 지장을 받게 되어 자가 정화에 나쁜 영향을 미치게 됩니다.

콧속이 건조하다고 물로 세척하면 섬모의 운동에 영향을 미쳐 좋지 않은 결과가 나올 수 있습니다.

그렇기 때문에 콧속이 건조하다고 느낄 때는 몸에 안전한 생리식염수(0.9% 식염수)를 이용하여 세척하거나 분무기를 이용하여 분무하는 것이 코의 섬모운동에 좋은 영향을 미치게 됩니다.

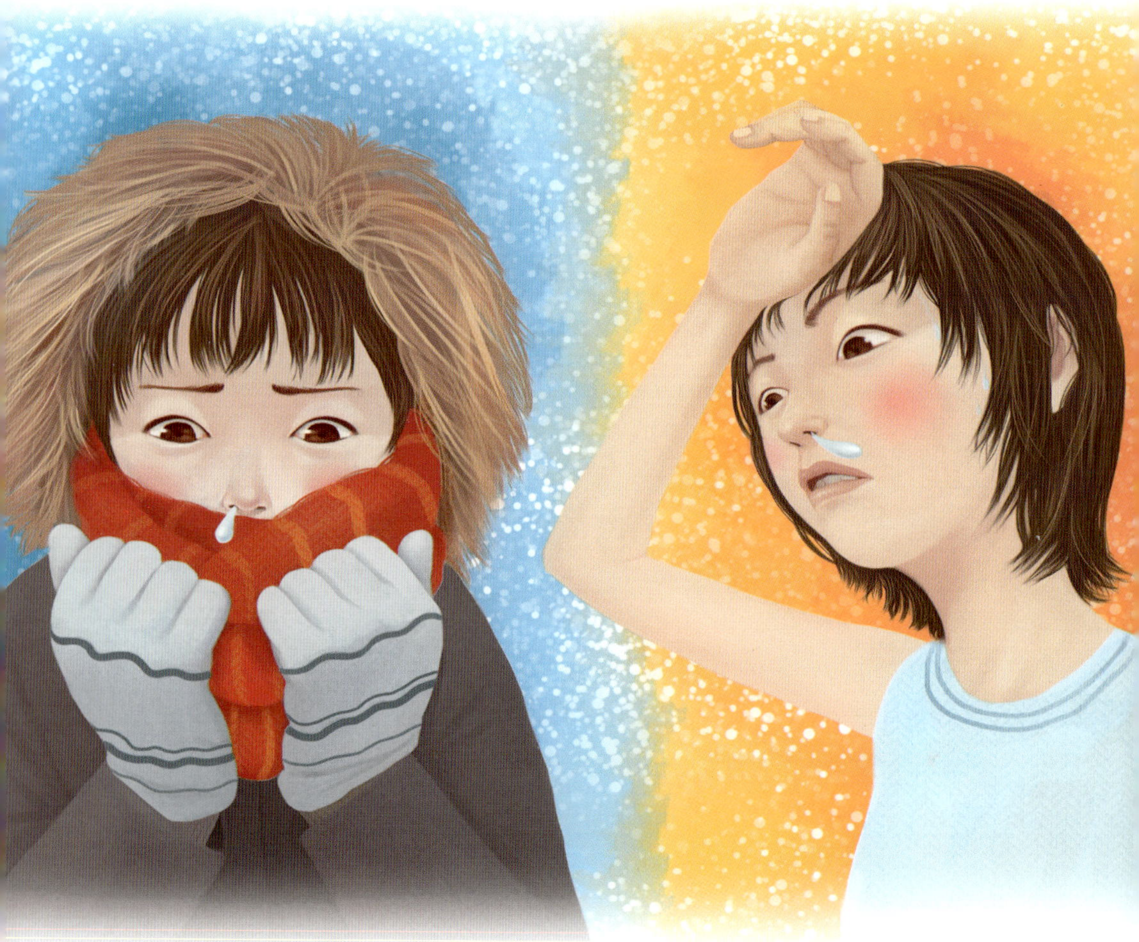

09...

공기가 춥거나 더우면 맑은 콧물이 나와요. 어떻게 하여야 하나요?

콧속에는 자율신경(교감신경, 부교감신경)이 분포하고 있지요. 이와 같은 자율신경은 주변 환경의 변화에 대응하여 콧속의 온도 조절, 습도 조절, 반사 기능, 호흡 기능에 영향을 미치고 있지요.

그러나 이와 같은 자율신경의 불균형을 가지고 있는 혈관운동성 비염(vasomotor rhinitis)을 앓고 있는 사람들은 주변 공기가 춥거나 더우면 맑은 콧물이 나올 수 있습니다.

알레르기성 비염과는 달라 특별한 항원과는 관련이 없으며, 주변 공기의 온도 변화, 자극 물질, 담배 연기, 정신적 스트레스 등이 영향을 미칠 수 있습니다.

혈관운동성 비염을 가진 환자는 너무 추운 공기에 노출되지 않도록 주의하며, 필요시 마스크를 사용하는 것도 좋습니다.

증상이 심할 때는 약물요법을 시행하며, 필요시 국소 항콜린제(ipratropium bromide)나 국소 스테로이드제를 사용할 수 있습니다.

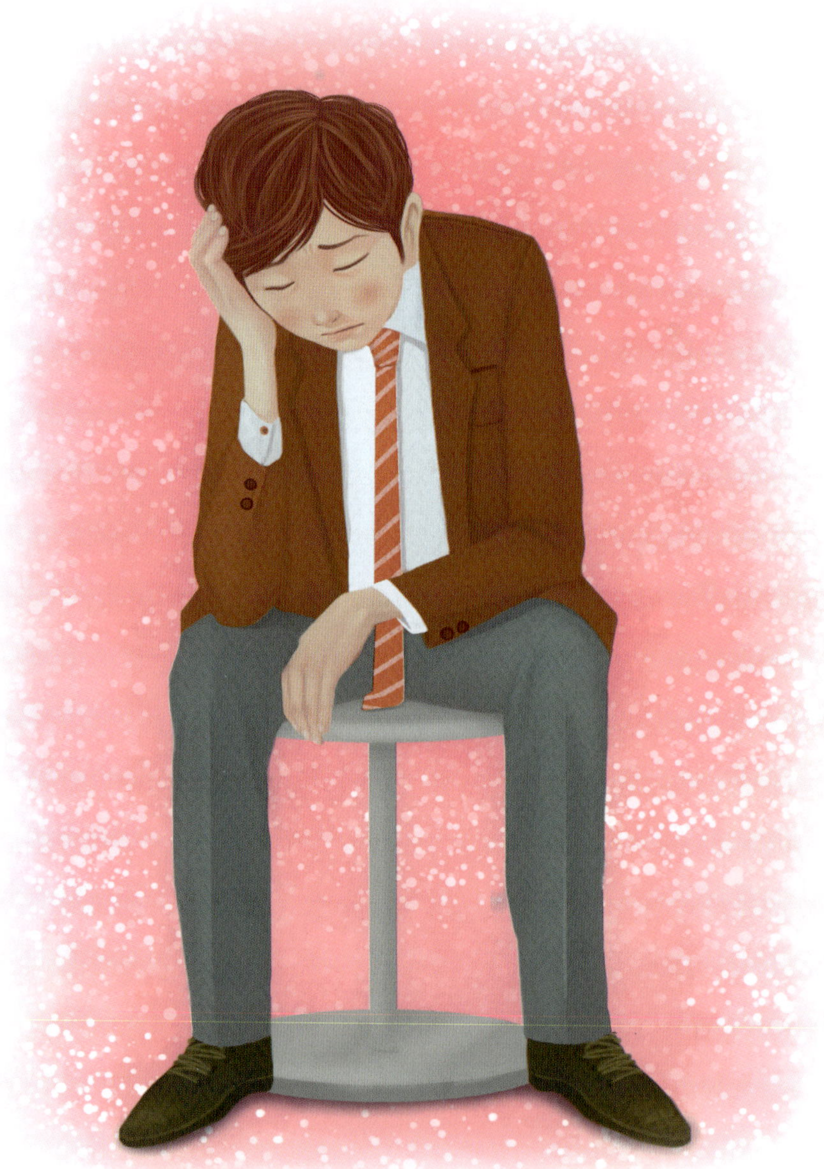

10...

평상시 코를 많이 고는데 최근 성기능이 떨어졌어요. 어떻게 하여야 하나요?

코를 고는 사람 중에는 단순히 코만 고는 것이 아니라 수면 중 숨이 끊어지는 수면 무호흡증(sleep apnea)을 가지고 있는 사람이 많습니다. 수면 무호흡증을 가지고 있는 사람들은 수면 중 산소포화도가 떨어지게 됩니다. 이것은 온몸에 영향을 미치게 되는데, 심장에 영향을 미쳐 심근경색을 일으켜 생명에 위협이 될 수 있고, 뇌혈관에 영향을 미쳐 뇌졸중(중풍)을 유발할 수도 있으며, 내분비계에 영향을 미쳐 당뇨병의 원인 중 하나가 될 수 있고, 기관지에 영향을 미쳐 만성 기관지염을 일으킬 수도, 성기의 혈액순환에 영향을 주어 발기부전을 유발할 수도 있습니다.

위와 같은 부작용을 방지하기 위하여 적정 체중을 유지하도록 노력하고, 과음은 피하는 것이 좋으며, 과로를 하지 않도록 생활습관을 조절하고, 증상이 심할 때는 수면다원검사(polysomnography)를 시행하여 수면 무호흡증의 정도를 정확히 파악하여 적절한 치료를 시행하는 것이 중요합니다.

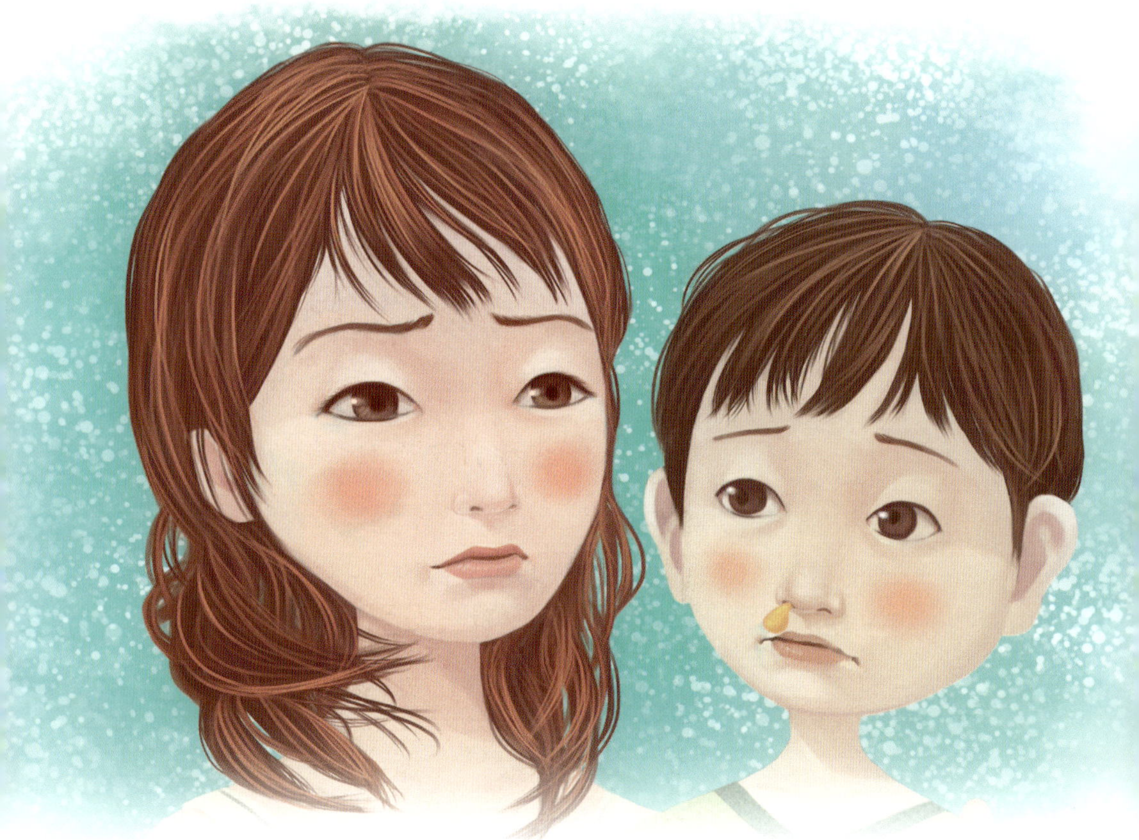

11...

꼬마의 한쪽 코에서 냄새가 나고 누런 콧물이 나와요. 어떻게 하여야 하나요?

소아들은 무의식적으로 혹은 호기심으로 귓속이나 콧속에 이물질을 넣는 경향이 있습니다.

주로 넣는 이물질은 유리구슬, 플라스틱 완구류, 단추, 땅콩, 신문지, 단추형 수은 전지 등입니다.

썩지 않는 물질은 코가 막히는 증상이 나타나며, 기도로 넘어가 질식을 일으킬 수 있으므로 즉시 제거하여야 합니다.

썩는 물질은 코가 막히고, 누런 콧물이 한쪽 코에서 흘러나오며 심한 악취가 나게 됩니다. 이런 경우에는 코 내시경을 이용하여 콧속을 진찰한 후에 조심하여 제거하여야 합니다.

특히 단추형의 수은 전지가 콧속에 오래 있으면, 건전지에서 유출되는 알칼리 용액 등에 의해 콧속 점막에 액화성 괴사가 일어 날 수 있으며 심한 경우 비중격의 천공을 유발할 수도 있으므로 즉시 제거하여야 합니다.

소아의 협조가 잘 되면 국소 마취로 제거할 수 있으나, 협조가 안 될 경우는 전신 마취로 제거하는 경우도 있습니다.

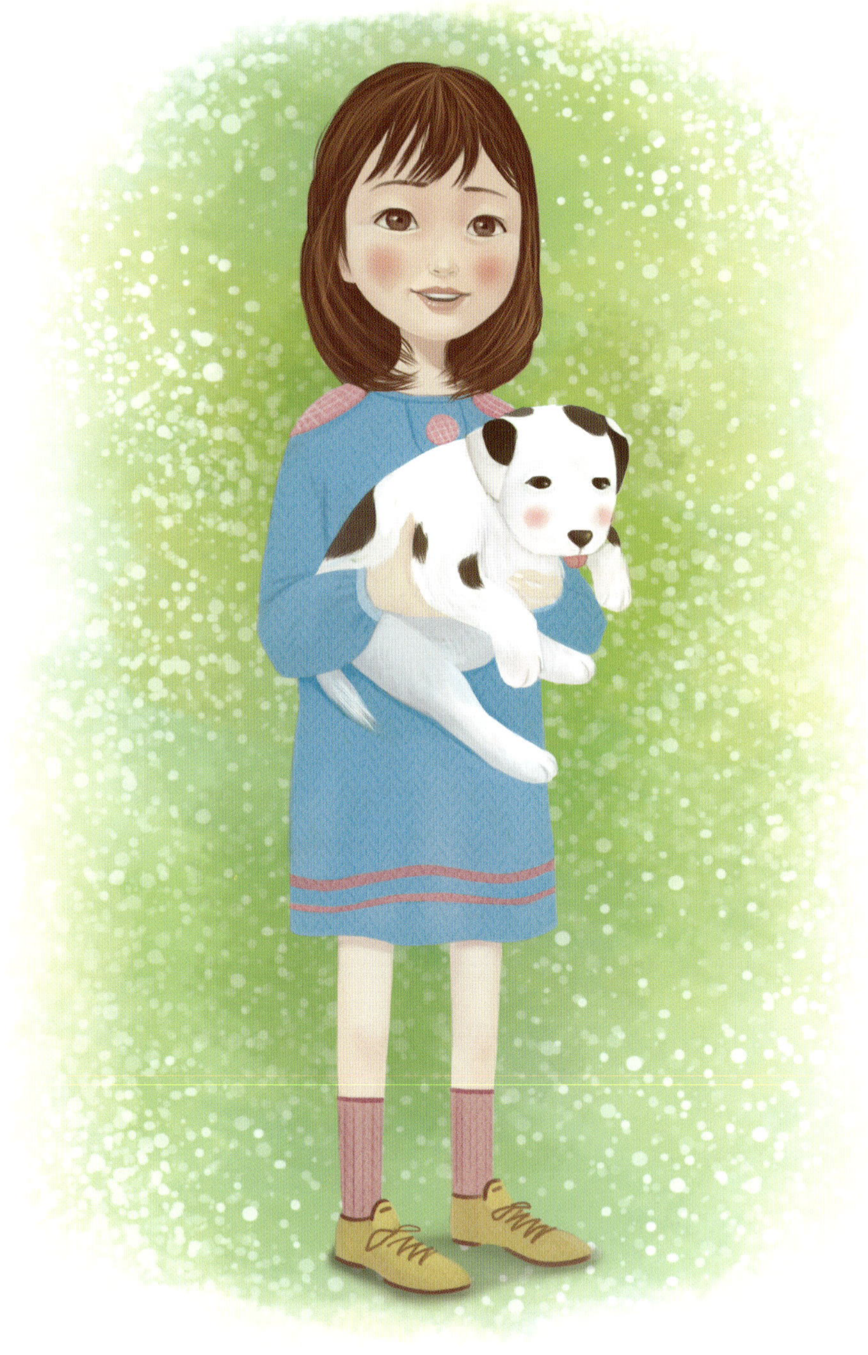

12...

꼬마가 강아지를 아주 좋아해요. 알레르기성 비염이 괜찮을까요?

아이들은 개나 고양이와 같은 애완동물을 아주 좋아하지요. 부모 중 한쪽에 알레르기가 있을 때 자녀가 알레르기 질환에 걸릴 가능성은 50% 정도이며, 양 부모가 알레르기 질환을 가지고 있다면 확률은 약 75%로 증가하게 됩니다.

소아기에 애완동물들의 항원에 조기 노출되면 알레르기 질환이 발생할 가능성이 높아집니다.

아토피성 피부염, 기관지 천식, 알레르기 비염을 3대 알레르기 질환이라 하며, 나이가 어릴 때부터 순차적으로 발병하기 때문에 이러한 일련의 발병을 알레르기 행진(allergic march)이라고도 합니다.

따라서 위와 같은 알레르기 질환을 예방하기 위해서는, 부모가 알레르기 질환을 가진 경우에는 애완동물을 안 기르는 것이 가장 좋으며, 아이가 너무 원할 때는 2~3일에 한 번씩 자주 목욕을 시켜 주는 것이 애완동물의 항원에 노출되는 줄일 수 있습니다.

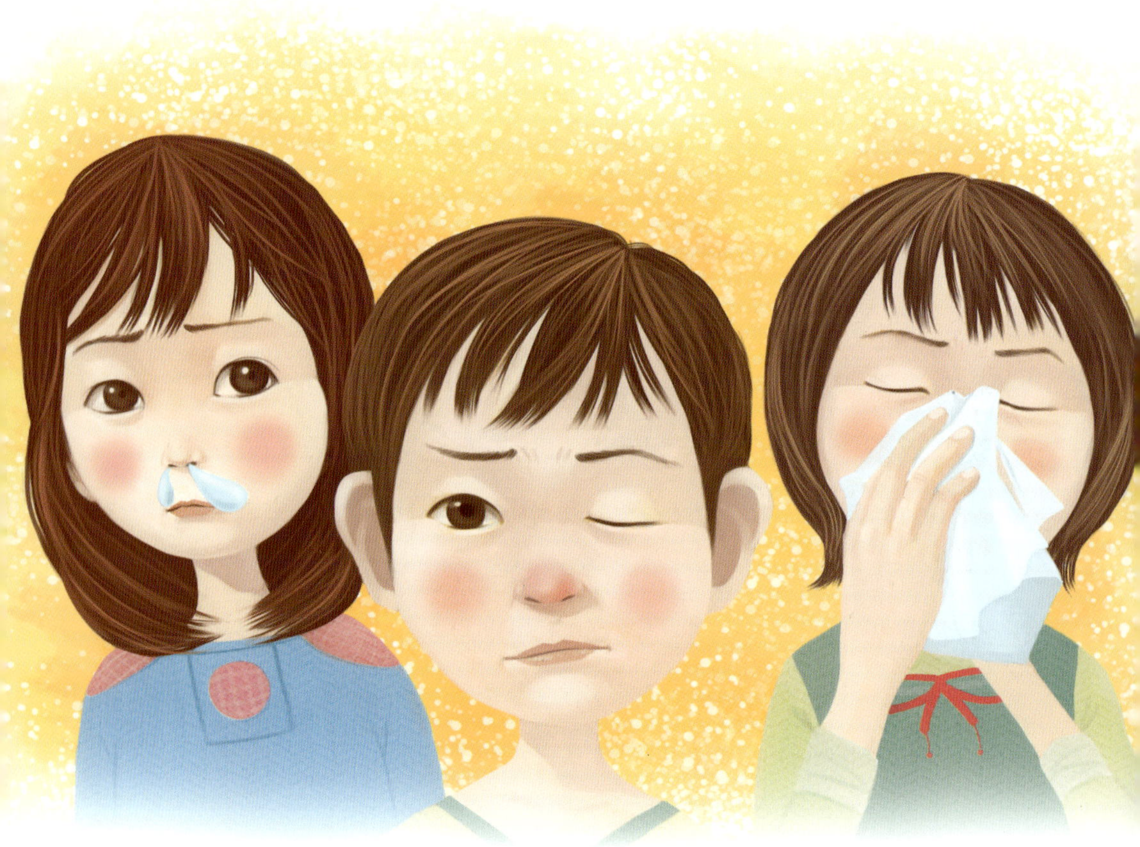

13...

꼬마에게 알레르기성 비염이 있는지 어떻게 알 수 있나요?

소아가 맑은 콧물을 자주 흘리고, 코가 막히며, 재채기를 자주 하면 알레르기성 비염의 가능성을 고려하여야 합니다.

소아의 눈 아래 내측이 검푸르스름하게 보일 수 있고, 손으로 코를 자주 문지를 수 있으며, 콧등에 가로 주름이 많이 생길 수 있으며, 오랫동안 코가 막혀 입으로 호흡을 하면 얼굴이 길어지는 아데노이드 얼굴(adenoid face)이 생길 수도 있습니다.

위와 같은 증상이 나타나면 이비인후과를 방문하여 피부반응 검사 등 알레르기 검사를 시행하여 알레르기를 일으키는 항원을 알아내고 거기에 맞는 치료를 하여야 합니다.

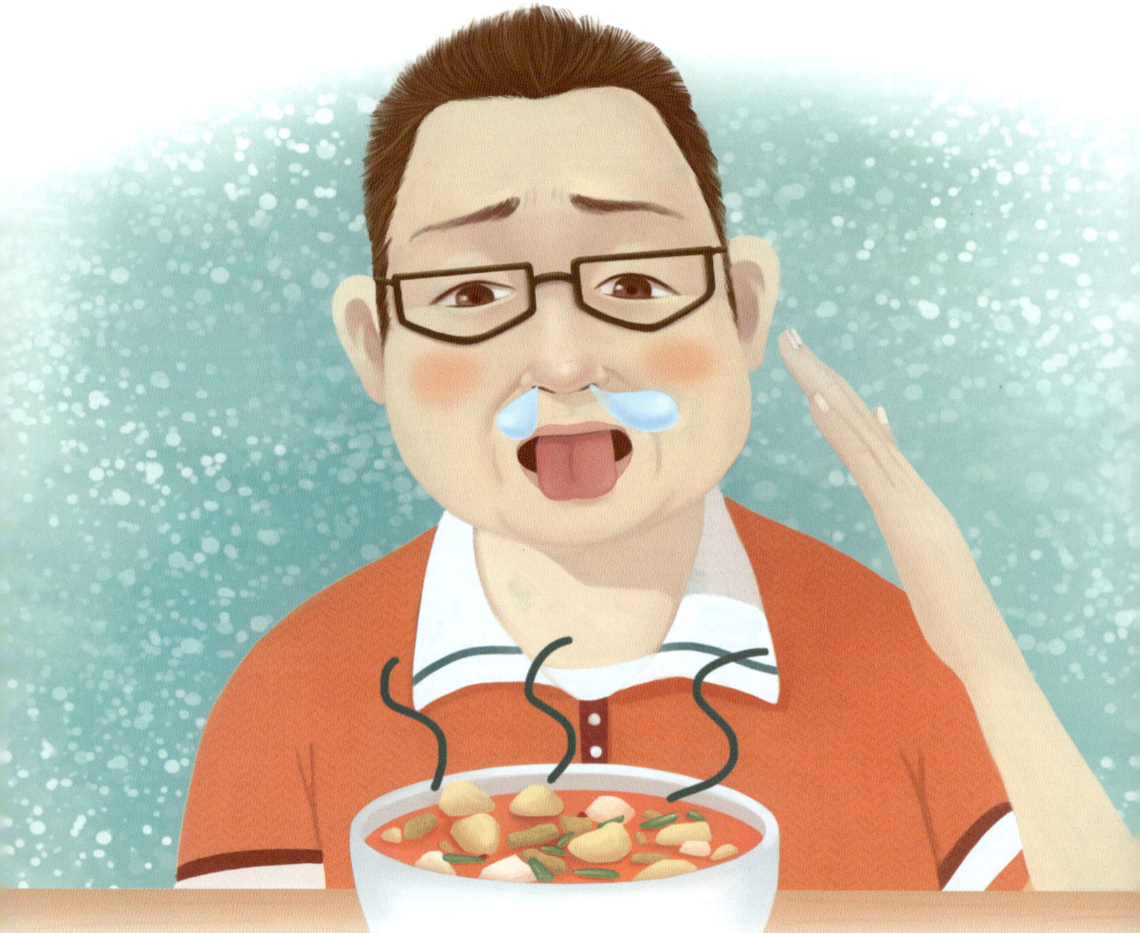

14...

뜨거운 음식을 먹을 때 콧물이 나와요. 어떻게 하여야 하나요?

뜨겁거나 매운 음식을 먹을 때 콧물이 나오는 사람이 있는데, 이를 미각성 비염(gustatory rhinitis)이라고 합니다.

입천장에 있는 감각신경이 콜린성 반사를 유발하여 증상이 나타난다고 생각되고 있습니다.

증상이 심한 사람은 식사하기 10분 전에 항콜린성 비강 분무제(0.03% ipratropium bromide)를 사용하면 효과를 볼 수 있습 니다.

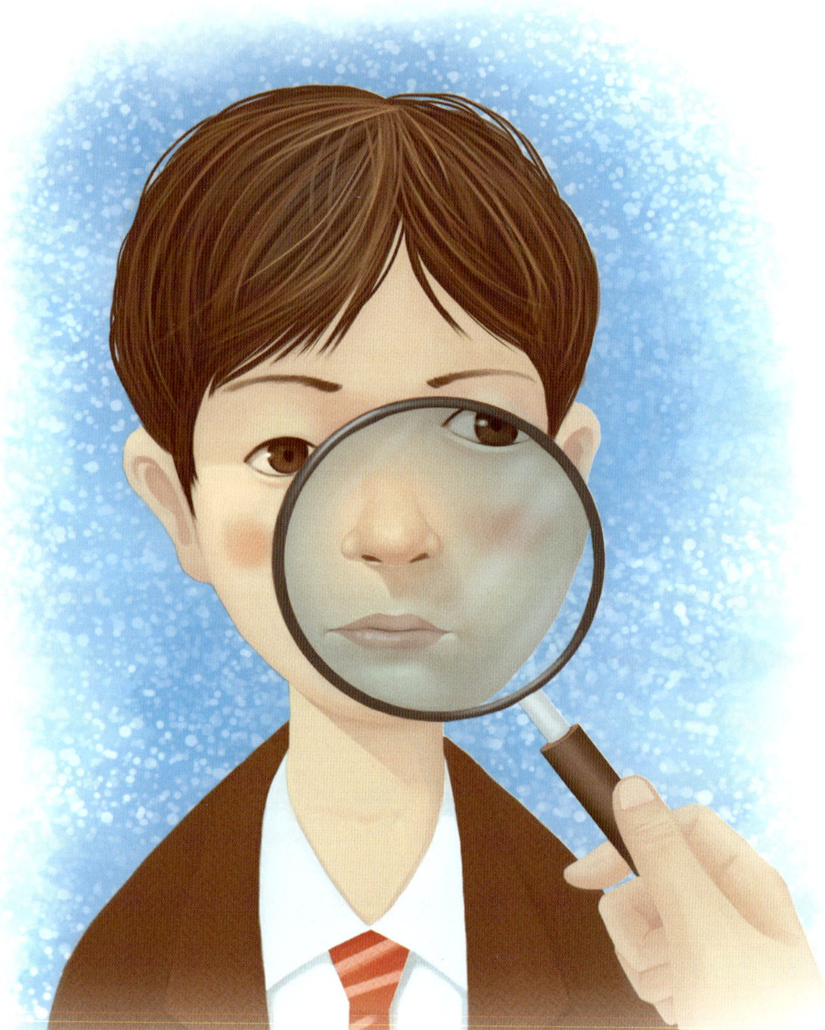

15...

코가 막혀 콧속을 보니 살이 너무 커요. 어떻게 하여야 하나요?

비염이 있는 환자가 적절한 치료를 오랫동안 받지 않으면 만성 염증이 지속되어 콧속의 점막과 살(비갑개)이 비가역적으로 커질 수 있습니다.

이런 상태를 만성 비후성 비염(chronic hypertrophic rhinitis)이라고 합니다.

주된 증상으로는 코가 막히고, 후각장애가 나타나며, 두통이 나타날 수 있으며, 코맹맹이 소리가 나타나고, 심한 경우 수면장애도 유발할 수 있습니다.

약물치료로는 경구용 혈관수축제를 복용하거나, 국소용 스테로이드제를 비강에 분무할 수 있습니다.

약물치료에 반응하지 않으면 수술적 치료를 시행하게 됩니다. 레이저(laser)를 이용하거나 고주파(radiofrequency)를 이용하여 콧속의 점막을 줄여주면 효과를 볼 수 있으며, 최근에는 미세디브라이더(microdebrider)를 사용하여 비후된 점막하 조직을 제거하기도 합니다. 과거에는 점막하 비갑개절제술(submucosal turbinectomy)이나 비갑개성형술(turbinoplasty)을 많이 시행하였습니다.

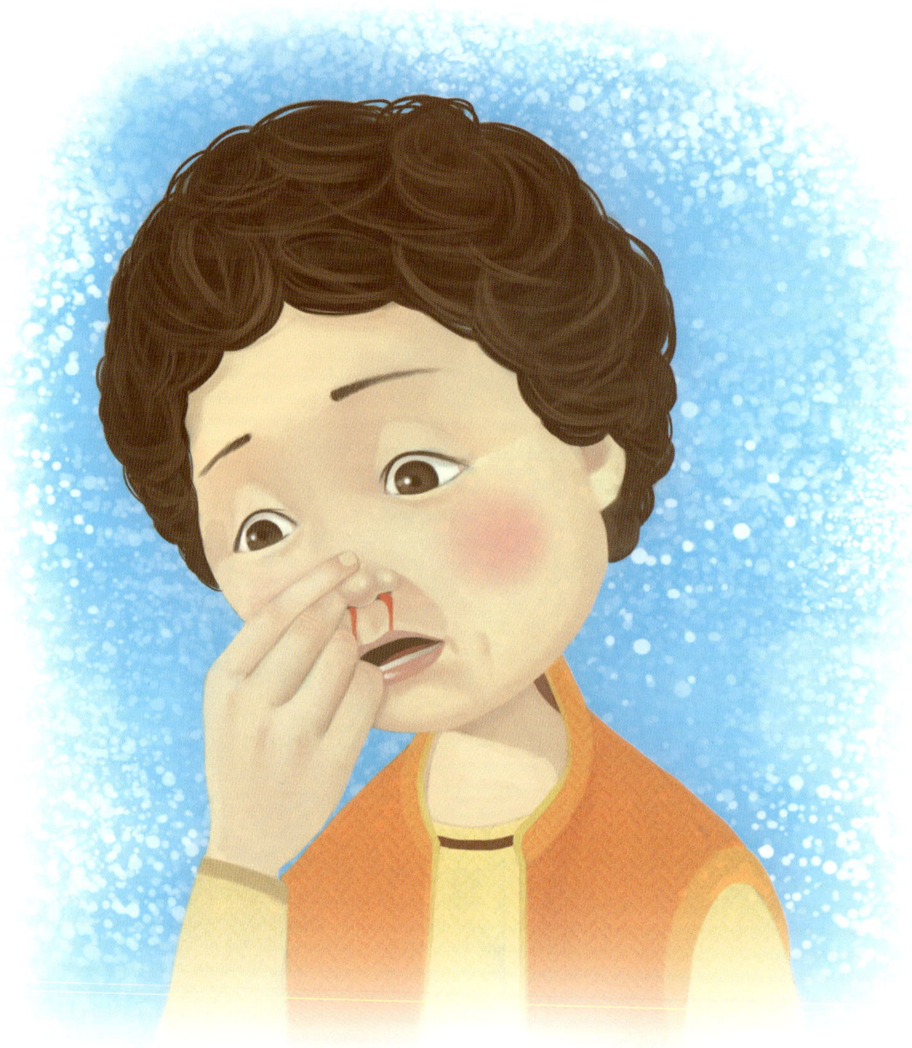

16...

코피가 자주 나와요. 어떻게 하여야 하나요?

코피가 나오는 부위는 비중격(양족 코를 나누는 막)의 앞부분에 있는 키셀바하 혈관총(Kiesselbach plexus)에서 나오는 경우가 가장 많으며, 후방출혈이 있는 경우에는 코의 뒤쪽에 있는 우드러프 비인강혈관총(Woodruff nasopharyngeal plexus)에서 나옵니다.

코피가 나오는 경우에는 너무 당황하지 마시고, 양쪽 콧날을 약15분 정도 눌러주면 지혈에 도움이 됩니다.

그럼에도 불구하고 출혈이 계속될 때는 이비인후과를 방문하는 것이 좋습니다. 병원에서는 출혈이 되는 부위를 확인한 후, 화학 소작법(chemical cautery), 전기소작법(electrocautery), 전비강 패킹(anterior nasal packing), 후비강 패킹(posterior nasal packing) 등을 시행하며, 출혈이 멈추지 않을 때는 동맥결찰술(arterial ligation)이나 동맥색전술(arterial embolization)을 시행할 수도 있습니다.

전신적 원인에 의한 코피의 원인으로는 혈액응고장애, 동맥 경화증과 고혈압, 유전성 출혈성 모세혈관확장증 등이 있으며, 이런 경우에는 원인에 대한 치료를 병행하여야 합니다. 드물게 종양에 의한 경우에는 종양제거술이 필요할 수도 있습니다.

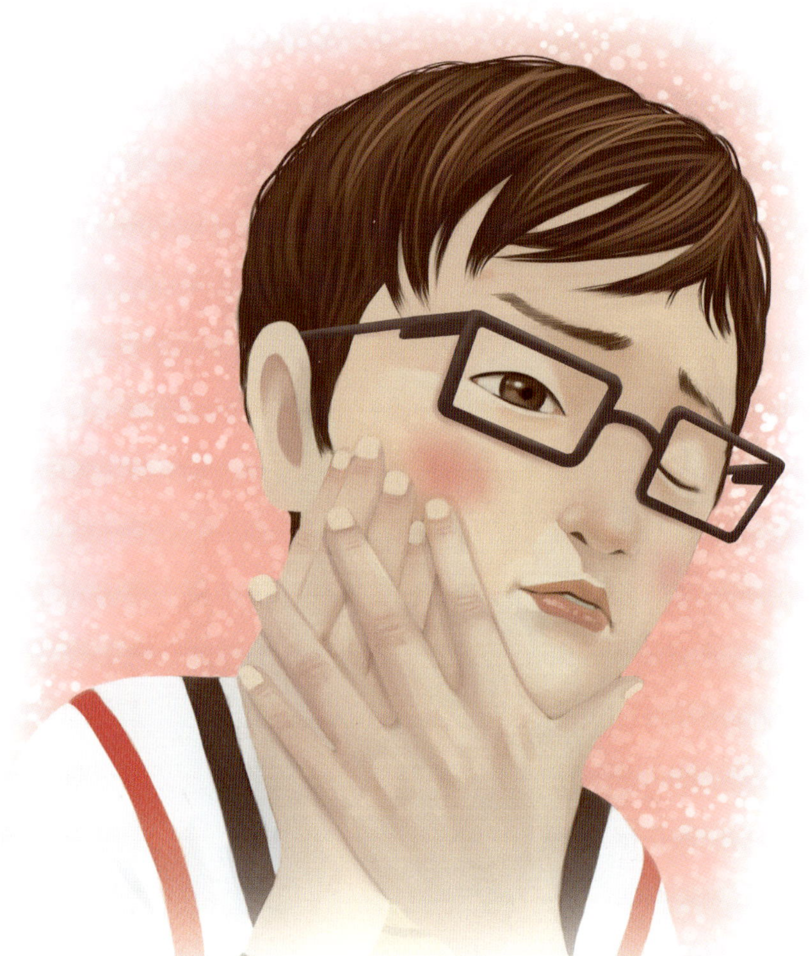

17...

감기를 앓은 후 볼 부위가 아파요. 어떻게 하여야 하나요?

감기를 앓은 후에 발열, 권태감, 기면 등의 전신 증상과 함께 코가 막히며, 누런 콧물이 나오며, 볼 부위가 아픈 경우가 있습니다. 이런 경우 급성 축농증(부비동염)이 생기는 경우가 많습니다. 상악동(볼 속의 빈 공간)에 축농증이 생기면 협부통과 치통이 생기며, 전두동(이마 속의 빈 공간)에 축농증이 생기면 오전에 심했다가 오후에 소실되는 이마 주위의 통증이 생기며, 사골동(눈과 코 사이의 빈 공간)에 축농증이 생기면 코의 윗부분과 눈 주위의 통증이 생기며, 접형동(코의 깊은 부분의 빈 공간)에 축농증이 생기면 눈의 뒷부분, 뒷머리, 두정부, 양측 측두부에 통증이 생길 수 있습니다.

소아에서는 전형적인 증상 외에도 저녁에 심해지는 기침, 미열, 구취, 눈 주위의 부종 등이 있을 때 급성 축농증을 생각해 볼 수 있습니다. 이런 경우에는 원인 균에 맞는 항생제를 사용하며, 점액의 점도를 낮추기 위하여 점액용해제를 사용하며, 통증이 심할 경우에는 일시적으로 진통제를 사용할 수 있습니다.

보조 요법으로 식염수 비강 세척, 가습, 증기치료 등을 사용할 수 있습니다.

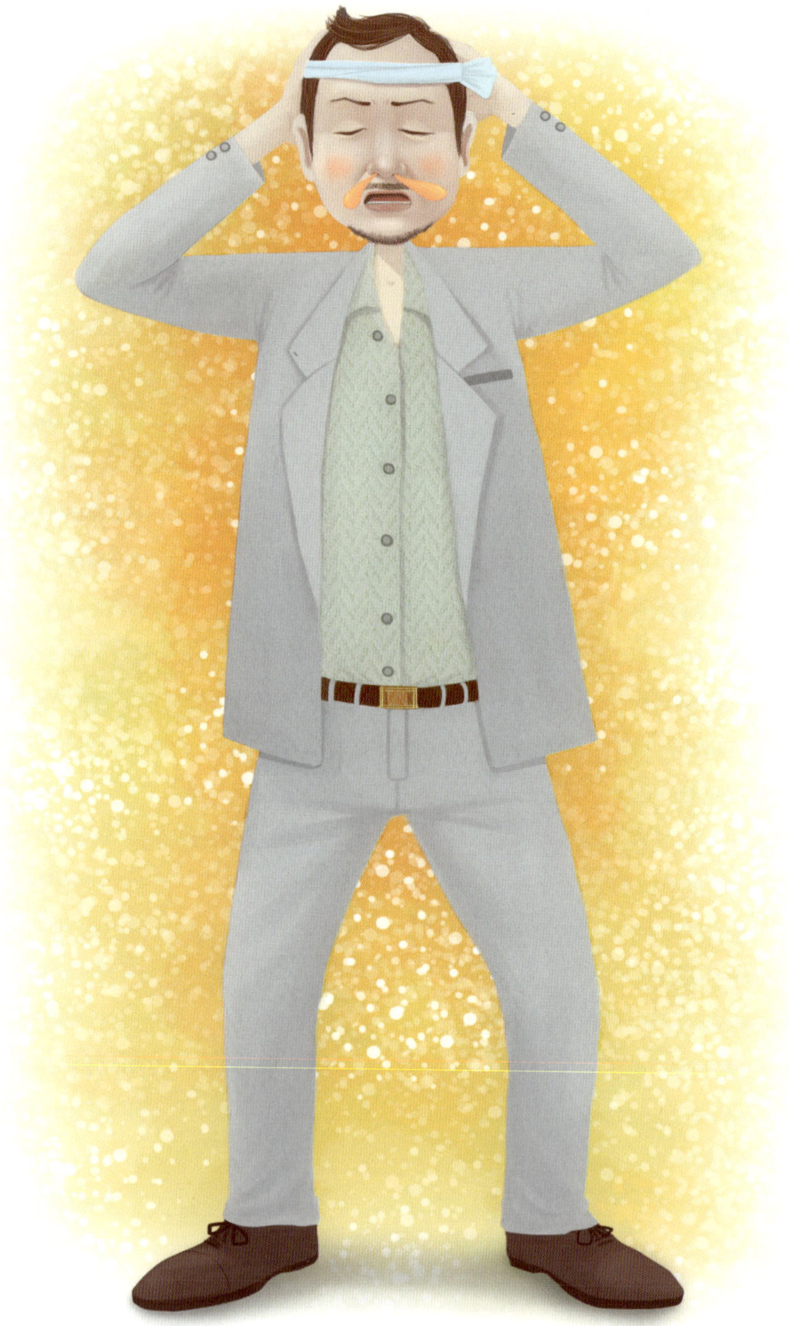

18...

진균성 부비동염은 어떤 병인가요?

대부분의 부비동염(축농증)은 박테리아가 원인인 경우가 많습니다.

드물게 곰팡이(진균)가 원인이 되는 경우 진균성 부비동염이라고 합니다.

증상은 비특이적이며, 한쪽 코가 막히고, 누런 코가 나오며, 코가 뒤로 넘어가며, 안면통이 나타나고, 압박감, 두통 등이 나타날 수 있습니다.

정밀검사를 위해서는 CT(컴퓨터 단층 촬영)상에서 석회화를 관찰할 수 있으며, 부비동 골벽의 비후를 나타나기도 합니다.

치료를 위해서는 부비동 내시경 수술(FESS)을 시행하며, 진균구(fungus ball)를 모두 제거하고 부비동의 환기와 배농을 재건합니다.

드물게 알레르기성 진균성 부비동염이 생겼을 경우에는 부비동 내시경 수술과 약물요법(전신적 스테로이드, 항생제)을 병행하여 치료합니다.

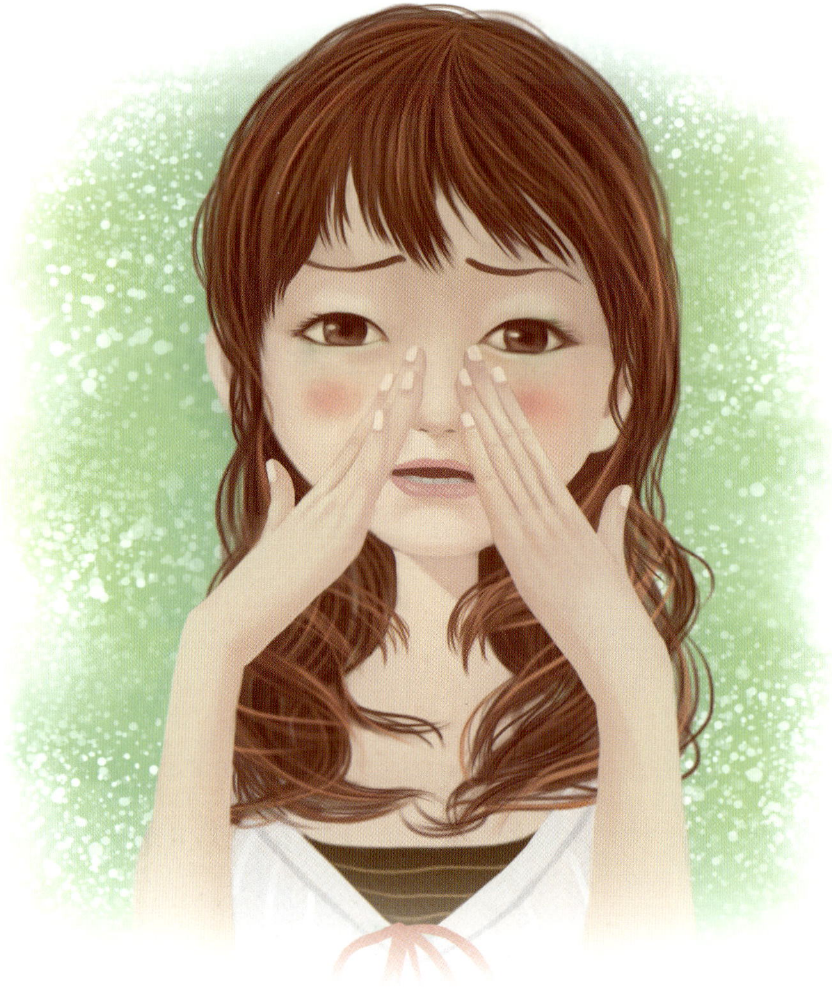

19...

콧속에 물혹이 생겼다고 하네요. 어떻게 하여야 하나요?

물혹(비용)은 비강이나 부비동에서 발생하는 염증성 부종성 점막의 돌출로 표면이 매끄럽고 회백색 혹은 회적색을 띠고 있습니다.

발생 원인은 명확하지 않으며, 감염과 알레르기가 중요한 원인으로 생각되고 있습니다.

비용을 동반하는 질환으로는 부비동염, 천식, 아스피린 과민증, 낭성 섬유증, 알레르기성 진균성 부비동염, 원발성 섬유운동 이상증 등이 있습니다.

증상으로는 코가 막히며, 후각이 떨어지고, 코맹맹이 소리가 날 수 있습니다.

정확한 진단을 위하여 CT를 시행하여 해부학적 구조물의 이상, 병변의 부위와 정도를 파악하며, 알레르기 질환의 동반이 의심 되는 경우에는 피부반응검사, 혈중 특이 IgE 등의 면역학적 검사 등이 필요하며, 천식이 의심될 경우에는 폐기능검사를 시행할 수 있습니다.

물혹의 치료를 위해서는 장기간 사용하여도 부작용이 적은 국소 스테로이드제를 사용하며, 비용이 많고 심할 경우에는 전신 스테로이드제를 단기간 사용할 수 있습니다.

하지만 약물치료에 반응이 없거나 부비동염이 지속되는 경우에는 부비동 내시경 수술(FESS)을 시행합니다.

드물게 상악동에서 유래하여 코 뒤쪽(후비공)으로 돌출된 상악 동후비공 비용(antrochoanal polyp)의 경우에는 내시경 수술을 시행합니다.

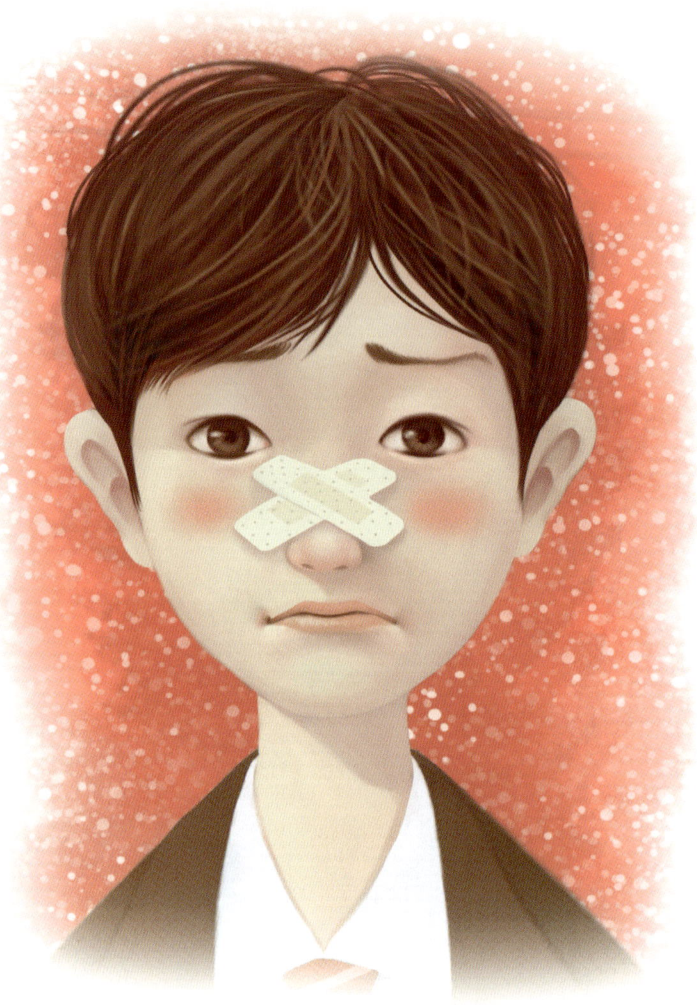

20...

코뼈가 골절되었다고 하네요. 어떻게 하여야 하나요?

코는 얼굴의 중심부에 돌출해 있고, 안면 골격의 골절 중 가장 흔합니다. 남자가 여자보다 훨씬 많고, 젊은 층에서 폭력사고로 인하여 많이 발생합니다.

코뼈 골절(비골 골절)의 약 80%는 하부 1/3과 중간 1/2 지점 사이에 발생하며, 대부분은 측면 충격 때문에 발생합니다.

부기가 심하면 2~3일 기다려 부기가 감소한 후에 자세한 검사를 시행합니다. 코뼈를 촉진하여 유동성, 염발음(골절된 뼈의 말단이 서로 마찰할 때 나는 소리), 특정 부위의 통증 등을 검사합니다.

콧속도 잘 관찰하는 것이 중요하며, 방사선 검사를 통하여 골절의 상태를 파악하는 것이 필수적입니다. 광범위한 골절이 존재할 때는 CT도 고려하여야 합니다.

소아는 3~7일 이내에 정복(뼈를 제자리에 맞추는 것)하며, 성인에서는 5~10일 이내에 정복하는 것이 일반적입니다.

이차 세균 감염을 예방하기 위하여 항생제를 쓰는 것이 좋으며, 충혈완화제나 생리식염수 세척을 사용할 수도 있습니다.

수술 시기를 놓친 경우는 뼈가 안정되는 시기를 기다려 손상 후 3~6개월에 교정하는 것이 좋습니다. 소아의 경우에는 중대한 기형 혹은 기능장애가 존재하여 조기에 수술해야 하는 경우 외에는 안면 성장이 거의 완성되는 15~16세까지 수술을 연기하는 것이 좋습니다.

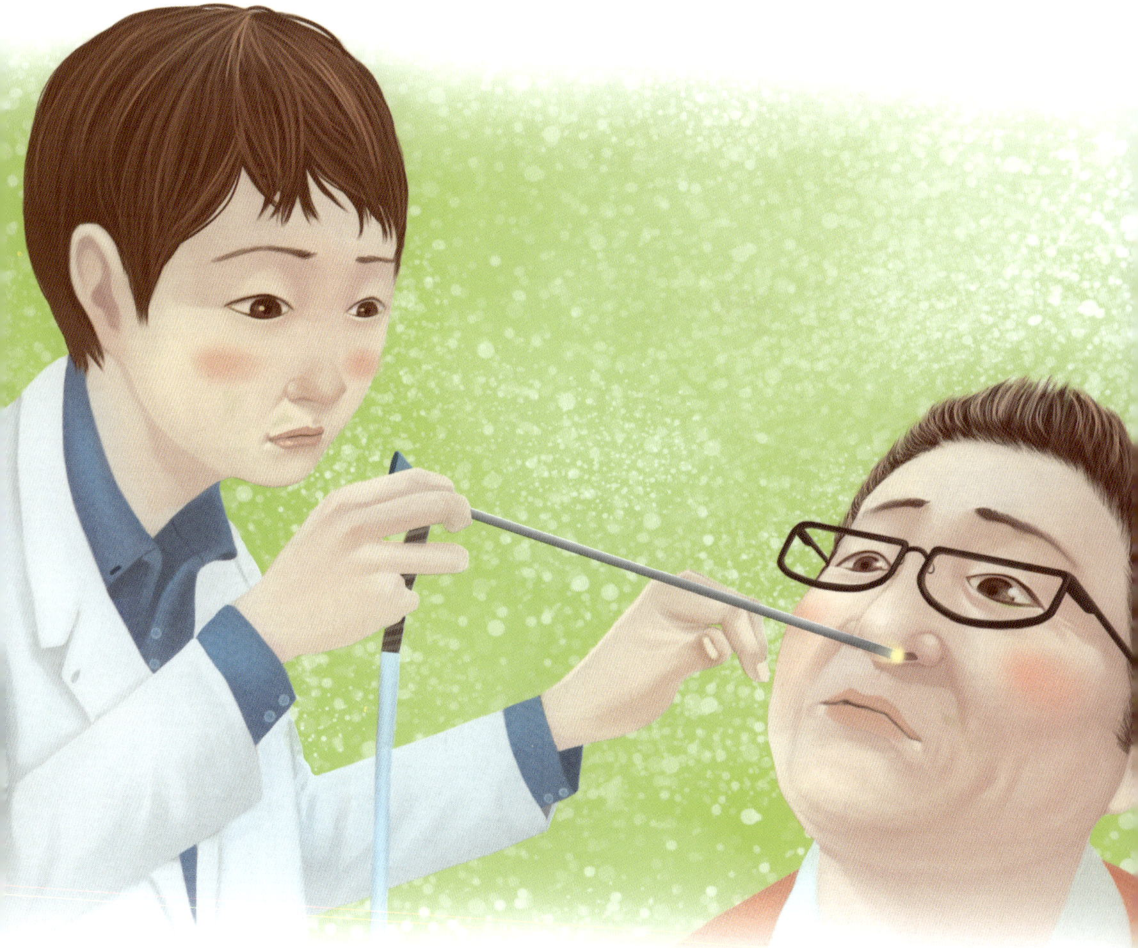

21...

콧속에 있는 혹을 조직검사 하였더니 반전성 유두종이라고 하네요. 어떻게 하여야 하나요?

반전성 유두종은 40~50대 남자에게 흔합니다. 원인은 확실히 밝혀져 있지 않으나, 인체 유두종 바이러스(human papilloma virus)와 관련이 있다고 추정되고 있습니다.

반전성 유두종에 주의하여야 할 점은 양성종양임에도 약 10%에서 악성종양을 유발할 수 있다는 점이지요.

콧속에서 종양의 크기가 증가하여 코가 막힘, 코피, 콧물 등을 초래할 때까지 무증상인 경우가 많습니다.

과거에 물혹제거수술(비용적출술)을 받은 과거력이 흔히 있습니다. 진단을 위하여 코 내시경검사, CT촬영, MRI촬영 등을 시행하며, 확진을 위하여 조직검사를 시행합니다.

치료는 외과적 완전 절제입니다. 과거에는 여러 가지 방법이 시 행되었으나, 내시경이 도입된 이후에는 내시경을 이용한 수술을 주로 행하고 있지요.

대부분의 재발이 술 후 6개월 이내에 발생하므로, 이 시기에는 좀 더 세심한 관찰이 요구됩니다. 그러나 오랜 세월이 지난 후에도 재발하는 경우가 있어 10년 이상의 장기적인 추적관찰을 하여야 합니다.

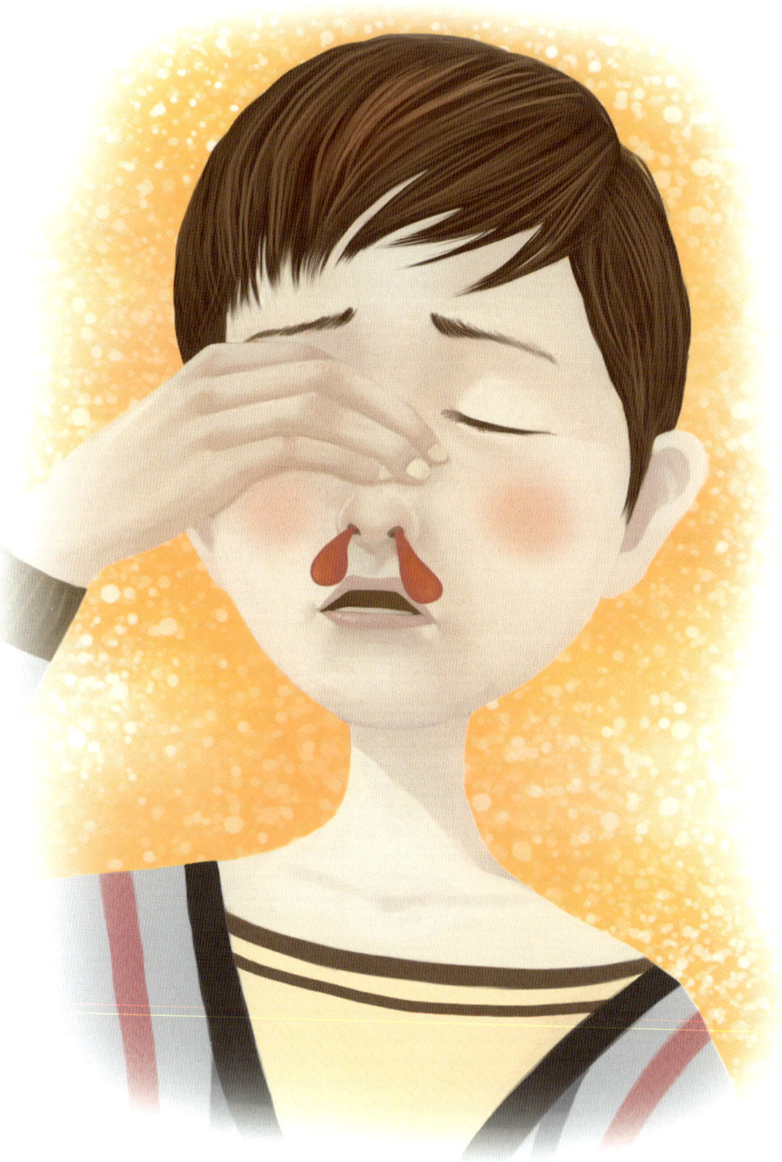

22...

10대 아들이 코피를 자주 흘려 병원에 가니 혈관섬유종이 의심된다고 하네요. 어떻게 하여야 하나요?

혈관섬유종은 대부분 10대의 남자에서 발생하나, 드물게 성인에서도 발견됩니다.

주증상은 코가 막히고, 간헐적으로 코피가 납니다. 하지만 종양이 자라면 귀가 아프고, 청력이 떨어질 수 있으며, 입천장의 운동장애, 연하곤란 등을 초래할 수도 있습니다. 심한 경우 안구돌출, 안구운동장애, 볼 부위의 팽창, 시력상실을 유발할 수도 있습니다.

진단은 코 내시경과 CT촬영, 혈관조영술로 확진할 수 있습니다. 수술 전 조직검사는 심한 출혈을 초래하여 생명을 위협할 수 있으므로 시행하지 않는 것이 좋습니다.

치료는 완전한 수술적 절제입니다. 수술 시 출혈을 감소시킬 목적으로 동맥색전술을 시행하며, 동맥색전술 후 2~3일 내 수술을 시행하는 것이 바람직합니다.

수술로서 완전 제거가 어려울 때는 호르몬 치료, 냉동수술, 경화제 주입술, 전기소작술 등을 병용할 수도 있습니다.

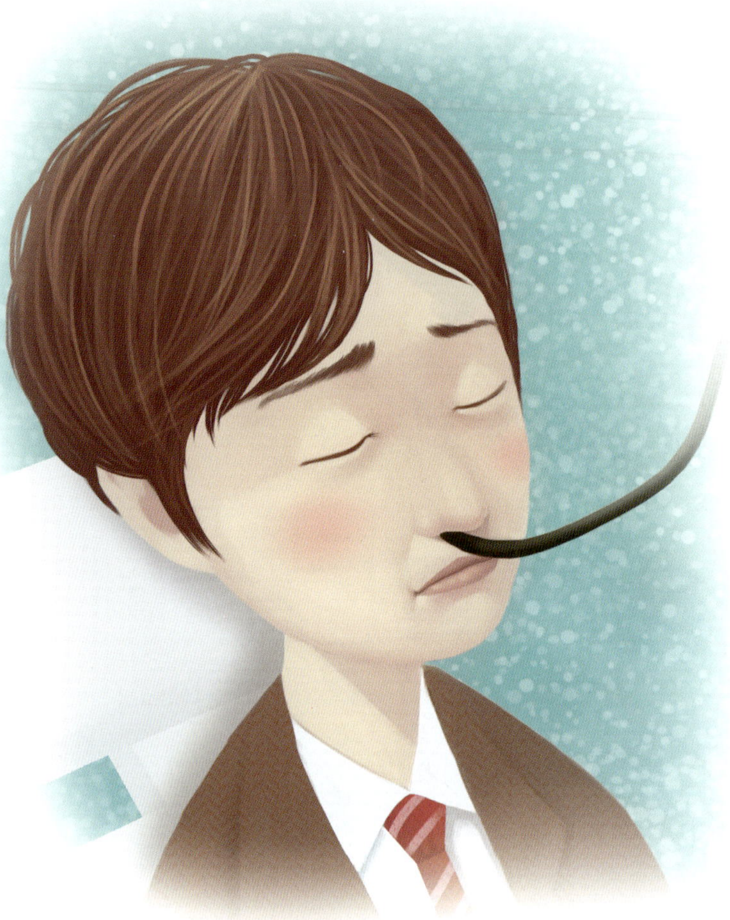

23...

콧속의 혹을 조직검사 하니 악성종양이 의심된다고 하네요. 어떻게 하여야 하나요?

비강(콧속)과 부비동(코 주위의 빈 공간)의 악성종양은 전체 악성종양의 약 1%이며 매우 드뭅니다.

70% 이상을 편평상피암이 차지하며, 예후는 일반적으로 불량합 니다. 상악동(60%), 비강(20%), 사골동(15%), 기타 부위(5%)에 발생합니다.

45세 이상에서 주로 발생하며, 남성의 유병률이 2배 정도 더 높습니다. 작업 환경과 연관이 보고되고 있으며, 니켈은 편평상피암종과 나무 분진은 선암종의 발생과 관련이 있다고 합니다.

초기 증상으로는 증상이 없거나, 부비동염 비슷한 증상이 나타 납니다. 눈을 침범하면 눈주위 부종, 결막부종, 복시, 안구 돌출, 시력감소 등의 증상이 나타납니다. 입천장이나 치아를 침범하면 특별한 이유 없이 의치가 불안정해지고 치아가 흔들립니다. 안면부를 침범하면 안면부 비대칭이 나타나고, 안면부 통증이나 이상감각을 유발할 수 있습니다. 뇌를 침범하면 여러 뇌신경이 마비될 수도 있습니다.

진단을 위하여 코 내시경검사를 시행하며, 골파괴나 침습여부를 파악하기 위하여 CT촬영을 시행하며, 연조직 부위의 침범을 알기 위하여 MRI촬영을 시행합니다. 확진을 위하여는 조직검사가 필요합니다.

치료는 외과적 수술을 시행하며, 생존율을 높이기 위하여 방사선치료와 보조적 화학치료를 병용합니다.

예후는 비교적 불량하며, 생존율은 30% 내외로 보고되고 있습니다.

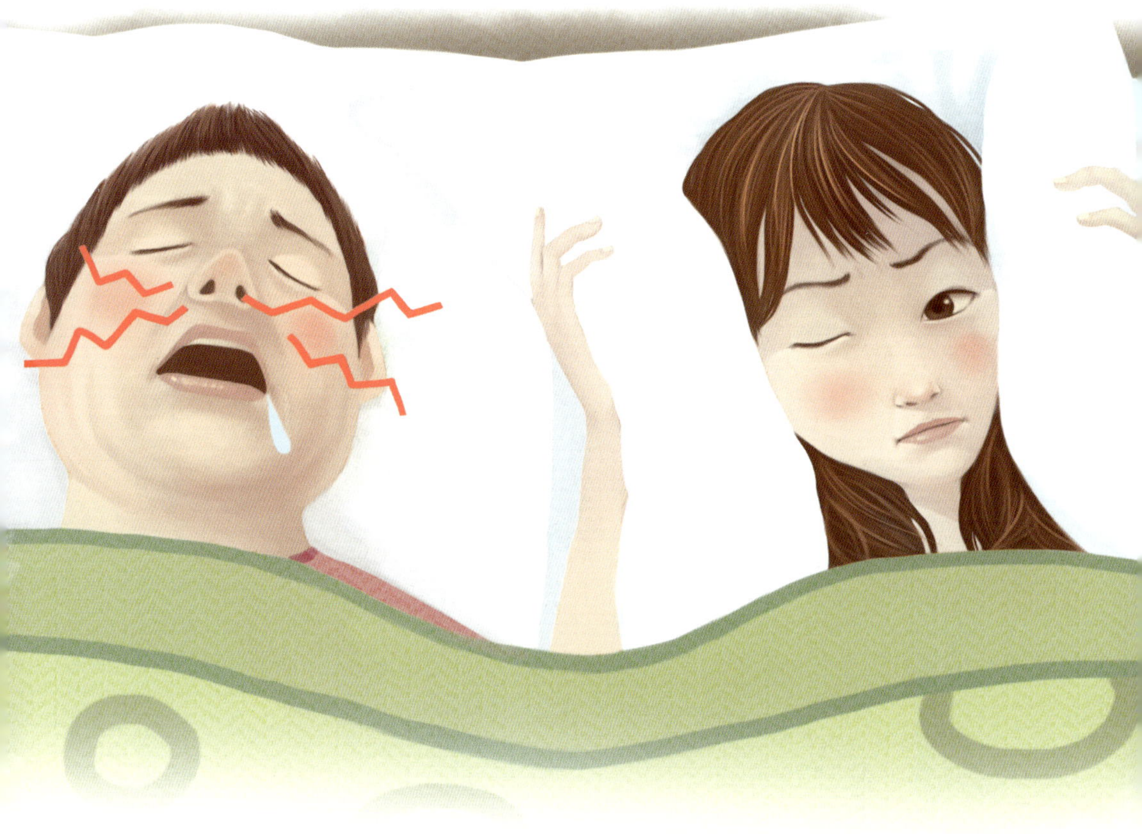

24...

남편이 코를 골고 숨이 자주 끊어지는데, 검사하니 수면무호흡증이라고 합니다. 몸에 어떤 영향을 미치나요?

수면무호흡증이 있는 사람은 수면단절이 있게 되는데, 주간 기면(낮에 졸림)과 피로감을 호소합니다. 운전 중에 졸게 되어 교통사고의 위험이 높아지며, 심한 경우에는 대화나 식사 중에도 잠이 들 수 있습니다. 역행성 기억상실이 발생하기도 하고, 주의집중이 힘들고 기억력-판단력의 저하로 사회생활에 지장이 생길수 있습니다. 성격변화도 나타날 수 있으며 공격적 성격, 자극과민성, 불안감, 우울 반응, 우울증의 악화를 초래할 수도 있습니다. 성적으로는 성충동이 감퇴하고, 발기부전이 생길 수 있습니다. 아침에 심한 두통을 호소하는 경우가 흔합니다. 심장-호흡기계 증상이 나타날 수 있는데, 부정맥이 대표적입니다.

수면무호흡증 환자의 50%에서 고혈압이 동반되며, 심근경색의 위험인자가 될 수도 있습니다. 수면무호흡증 환자의 심근경색 발생 위험도가 정상인의 23배가 되는 것으로 알려져 있으며, 야간 협심증과도 직접적으로 연관된다고 알려져 있습니다. 이외에도 좌심실 부전을 악화시키고, 폐성 고혈압, 호흡부전, 폐성심 등이 생길 수 있습니다.

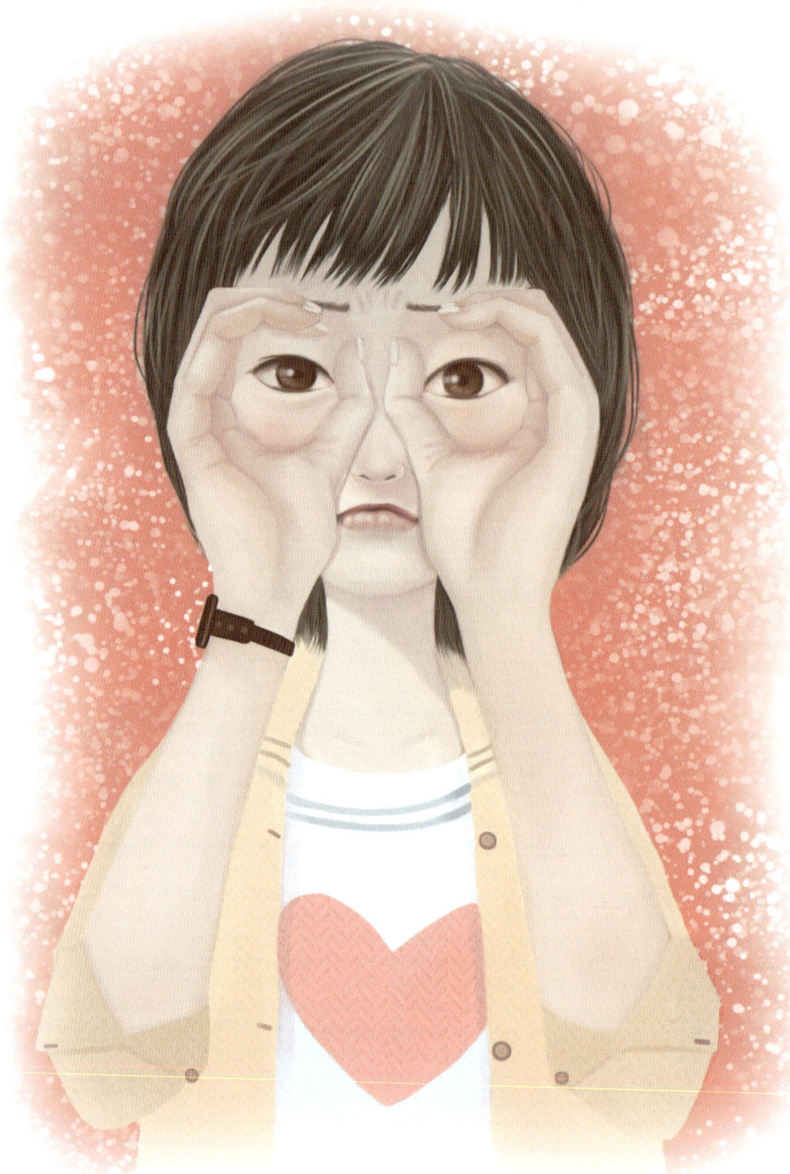

25...

갑상선 안구증으로 안구돌출이 되었어요. 어떻게 하여야 하나요?

갑상선 안구증(dysthyroid ophthalmopathy)은 안구 내의 용적이 증가하여 발생하며, 미용상의 문제뿐만 아니라 심하면 실명까지 초래할 수 있는 심각한 질환입니다.

갑상선 안구증은 Graves병에서 가장 흔하며, Hashimoto 갑상선염, 갑상선암, 갑상선기능항진증 등에서도 나타날 수 있습니다.

증상으로는 안구돌출, 안검부종, 안검후퇴, 결막충혈, 결막부종, 노출성 각막염, 각막궤양, 외안근 마비, 시신경장애, 시각소실 등이 나타날 수 있습니다.

대다수 환자들은 전신적 스테로이드, 항갑상선제 등의 내과적 치료로 많이 호전됩니다만, 2~7% 환자에서는 수술을 요할 수도 있습니다.

시신경 압박으로 시력감소가 진행되는 경우, 노출성 각막염이나 외관상 문제가 되는 경우에는 코 내시경을 이용한 안와감압술 (orbital decompression)을 시행하는 경우도 있습니다.

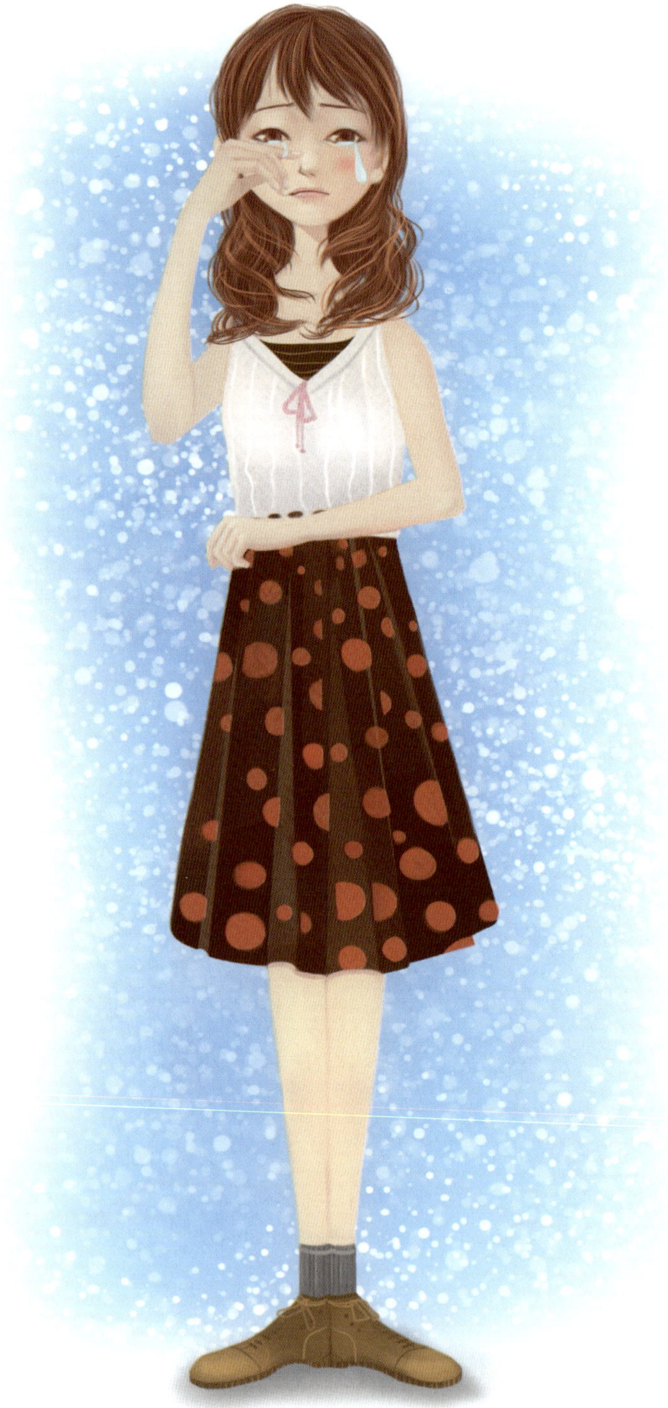

26...

눈물이 자꾸 나와요. 어떻게 하여야 하나요?

특별한 이유없이 눈물이 나오는 증상을 유루증이라고 합니다. 여러 가지 원인이 있으나, 가장 많은 것은 비루관(코와 눈을 연결 하는 관)의 폐쇄로 인한 것이 원인일 경우입니다.

비루관 폐쇄의 가장 흔한 원인은 만성 염증이며, 염증의 초기에는 비수술 치료로 항생제의 점안과 항생제 용액 누낭(눈물샘) 세척, 누낭 부위의 마사지 또는 소식자법(probing) 등을 사용합니다.

이 같은 방법들이 효과가 없을 경우에는 수술을 고려하게 됩니다.

누낭과 비강을 연결하는 누낭비강문합술(dacryocystorhinostomy)을 시행하게 되는데, 최근에는 비외 접근법보다는 비내 접근법을 사용하여 수술을 시행하는 경우가 많습니다.

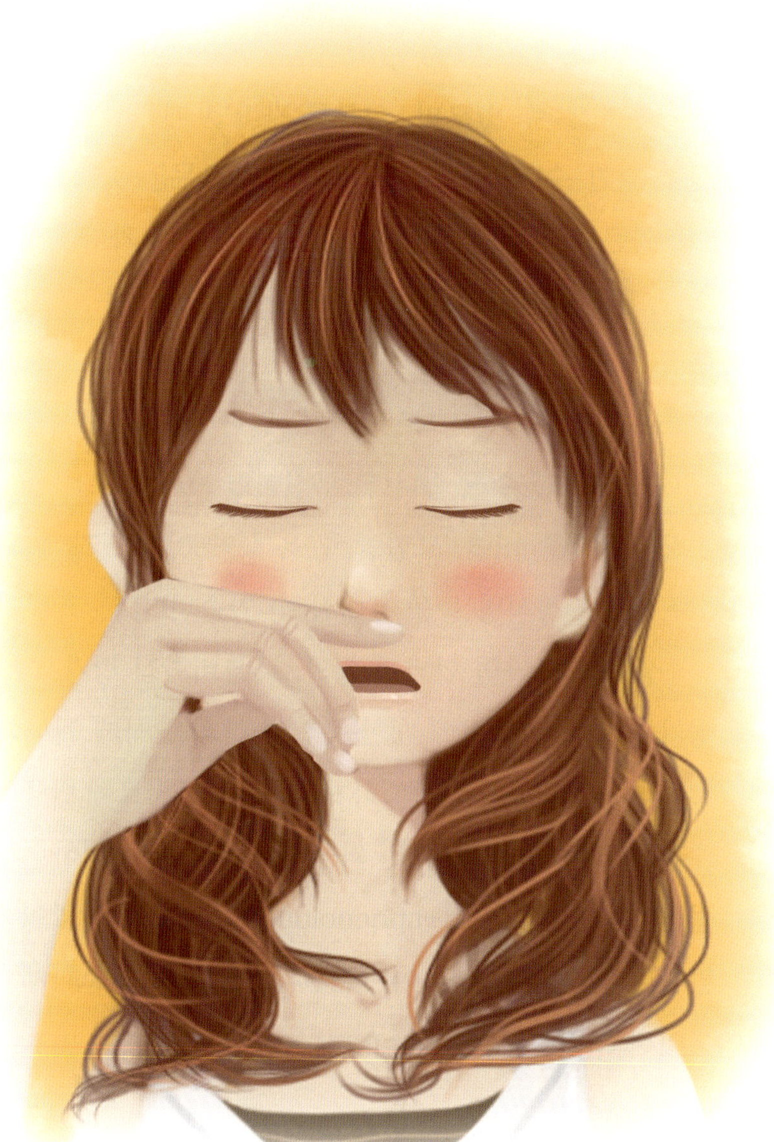

28...

알레르기성 비염과 기관지 천식은 관련성이 있나요?

숨이 차는 증상이 나타나는 기관지 천식은 알레르기성 비염과 밀접한 관련성이 있습니다.

알레르기를 예방하기 위하여 적어도 4개월 정도는 모유 수유를 하는 것이 좋으며, 임신 중에는 담배연기에 노출되지 않는 것이 좋습니다.

알레르기성 비염이 생긴 환자에서 천식을 예방하기 위해서는 담배연기를 피하는 것이 좋으며, 알레르기성 비염을 일으키는 물질을 피하는 회피요법을 하여야 합니다. 알레르기성 비염이 심한 경우에는 면역요법(immunotherapy)을 시행하면 천식의 발생을 감소시킬 수 있다는 연구 논문도 있습니다.

직업상 노출되는 물질에 의하여 알레르기성 비염이 생긴 경우에도 천식이 유발되는 경우가 많기 때문에, 그러한 물질에의 지속적 노출을 예방할수 있는 방법을 강구하여야 합니다.

천식의 악화에는 호흡기 감염이 중요한 역할을 하는데, 특히 소아에서는 RS 바이러스(호흡기합포체 바이러스)와 메타뉴모 바이러스가 중요하며, 성인에서는 인플루엔자 바이러스가 중요합니다.

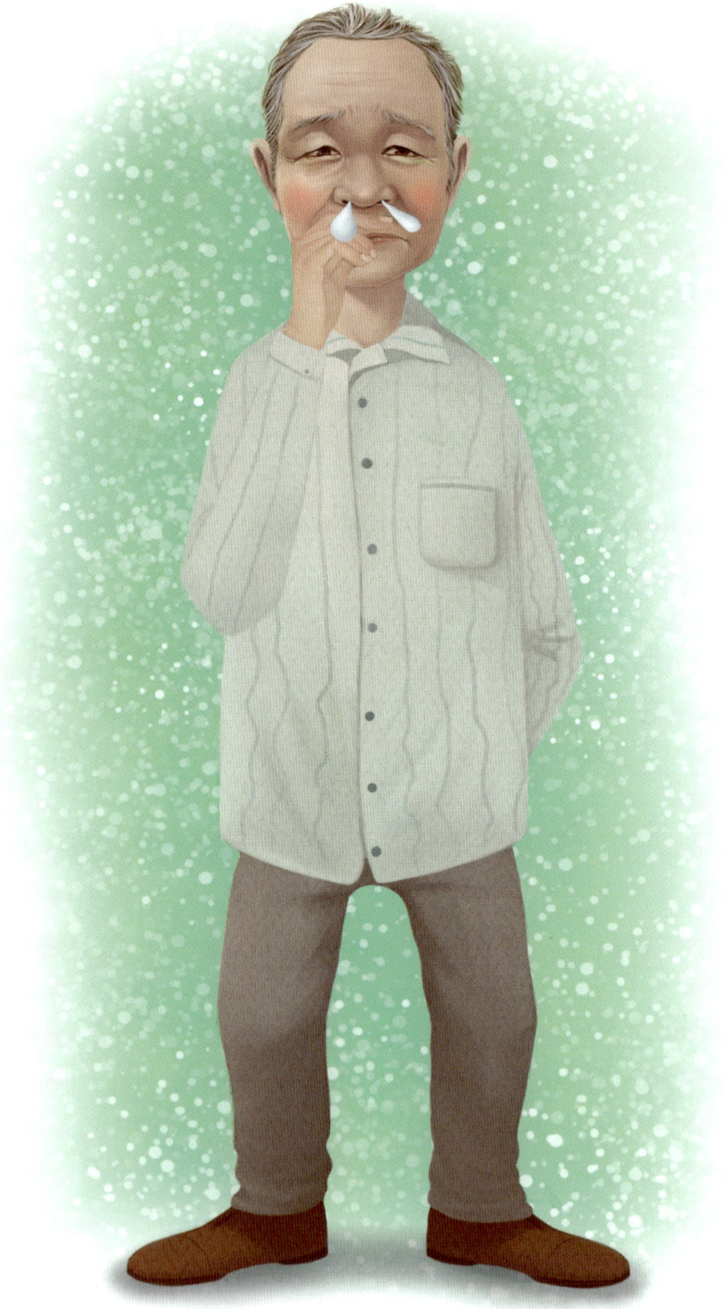

29...

나이 드신 어르신이 맑은 콧물이 많이 나와요. 어떻게 하여야 하지요?

나이 드신 어르신 중에 코막힘과 같은 다른 코 증상이 없으면서 맑은 콧물이 나오는 경우를 노인성 비염(senile rhinitis)이라고 합니다.

코 점막 내 혈관을 조절하는 자율신경계의 기능저하로 맑은 콧물이 나오는 경우가 많습니다.

축농증이나 혈관운동성 비염, 직업성 비염 등과 감별진단 후에 확진을 하게 됩니다.

노화에 따른 자연적 현상임을 알려드리고, 콧속의 건조감을 감소시키기 위하여 점액용해제나 생리식염수 분무제를 사용하는 것이 도움이 됩니다.

국소용 항콜린제인 ipratropium bromide를 사용하면 크게 도움이 됩니다. 약물요법에 반응이 없을 시는 비디안신경절제술(vidian neurectomy)을 시행하는 경우도 있습니다.

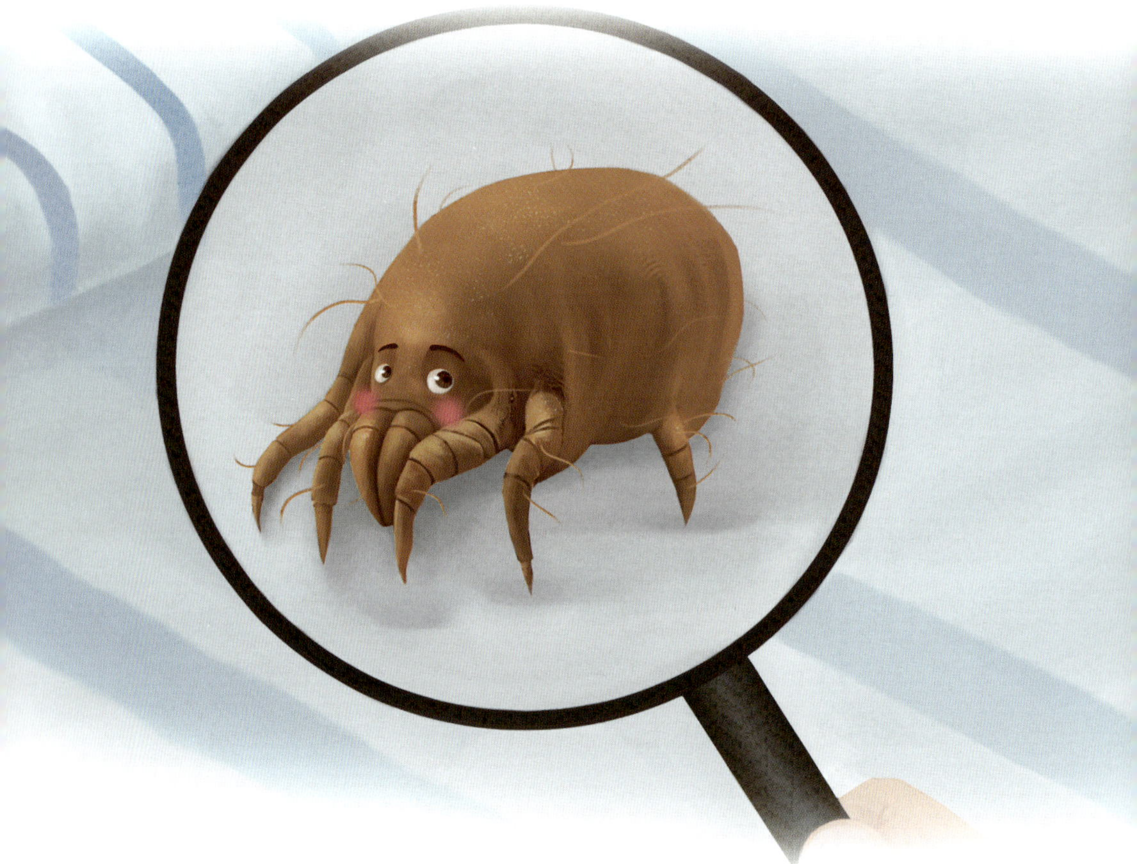

30...

집먼지 진드기에 알레르기가 있다고 하네요. 어떻게 하여야 하나요?

우리나라 사람들에게 알레르기를 일으키는 주요 알레르기 항원은 집먼지 진드기(Dermatophagoides pteronyssinus, D.farinae)입니다.

이런 집먼지 진드기는 사람 피부의 인설을 먹고 삽니다. 이 집먼지 진드기는 침대 매트리스, 베개, 카펫, 실내장식물들, 봉제 인형들에 많습니다. 이 진드기들은 따듯하고(섭씨 20도 이상), 습기 있는(80% 이상) 환경을 좋아합니다.

이러한 집먼지 진드기에 노출을 피하기 위해서는 환기를 자주 하여야 하며, 카펫을 치우는 것이 좋으며, 침대 매트리스와 베개를 자주 햇빛에 말리는 것이 좋으며 필요시 알레르기 방지 커버로 매트리스를 싸는 것이 도움이 될 수 있습니다. 봉제 인형들이나 커튼, 소파 등을 자주 청소하는 것이 좋습니다.

습도는 너무 높지 않게 적정 습도를 유지하는 것이 좋으며, 온도도 너무 높지 않게 약간 서늘한 편이 좋습니다.

필요시에는 진드기 살충제를 사용할 수도 있습니다.

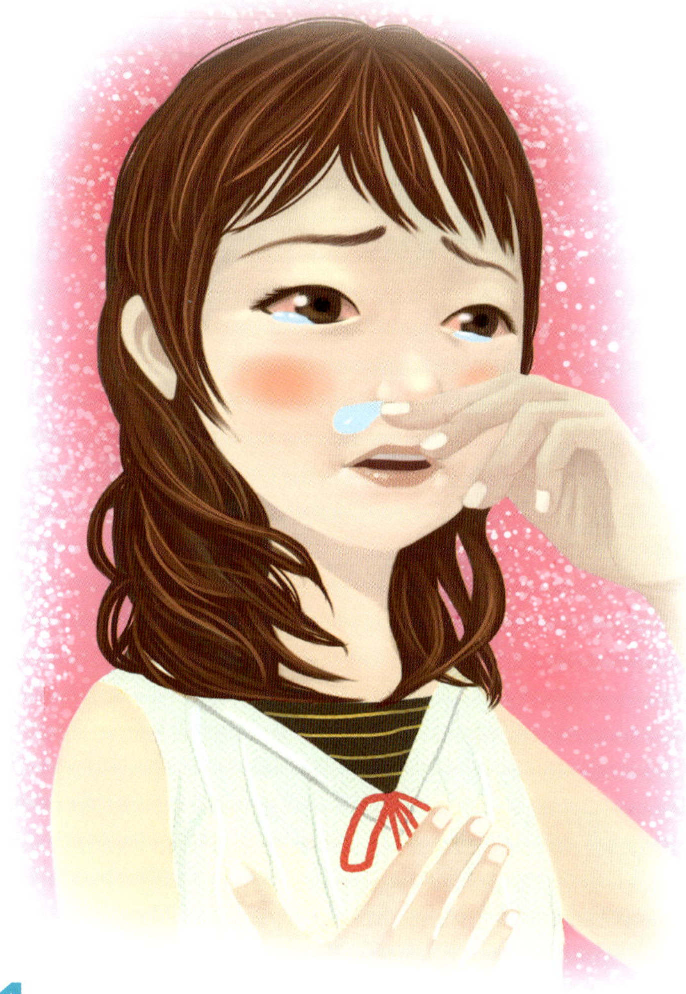

31...

알레르기성 비염 환자에 자주 병발하는 질환은 무엇이 있나요?

알레르기성 비염이 있는 환자들은 재채기, 맑은 콧물, 코 막힘 등이 주로 나타납니다. 이들은 삶의 질이 많이 떨어지는데, 피곤

함, 수면 중 문제, 불안감 등을 나타내기도 합니다.

알레르기성 비염 환자에 병발하는 질환 중 가장 흔한 것은 알레르기성 결막염입니다. 눈이 빨갛게 되며, 가렵고, 눈물이 납니다. 안과 의사들과 협진하여 치료합니다. 꽃가루에 알레르기가 있는 환자 중에는 음식(사과, 복숭아, 체리, 당근, 셀러리, 땅콩, 견과류)에 대한 교차반응을 나타내는 경우가 있습니다. 대부분 입술과 혀가 가렵고 부어오르는 증상이 나타납니다. 특히 땅콩이나 견과류에 알레르기가 있는 경우에는 생명에 위협이 될 수 있으니 주의하여야 합니다. 알레르기가 있는 음식은 절대로 피하여야 합니다.

알레르기성 비염이 있는 환자들은 삼출성 중이염(OME)이 병발할 수 있습니다. 청력이 떨어지고, 귀가 먹먹하며, 소아에서는 학습능력을 저하시킬 수도 있으므로 치료를 잘 하여야 합니다.

어지럼증과 이명 현상을 동반하는 메니에르 병도 알레르기가 있는 환자에서 병발할 수 있으므로 주의하여야 합니다.

코골이와 수면 중 입을 벌리고 자는 아데노이드 비대증도 알레르기와 관련성이 의심되고 있으며, 코에 국소 스테로이드제를 분무하면 도움이 될 수 있습니다.

발성장애를 일으키는 후두염이 있는 환자에서도 알레르기와의 관련성이 있습니다. 경구 항히스타민제를 복용 시 성대 점막의 건조감을 일으킬 수 있으며, 천식에 사용하는 흡입용 스테로이드제도 일시적인 성대 기능장애를 일으킬 수 있습니다.

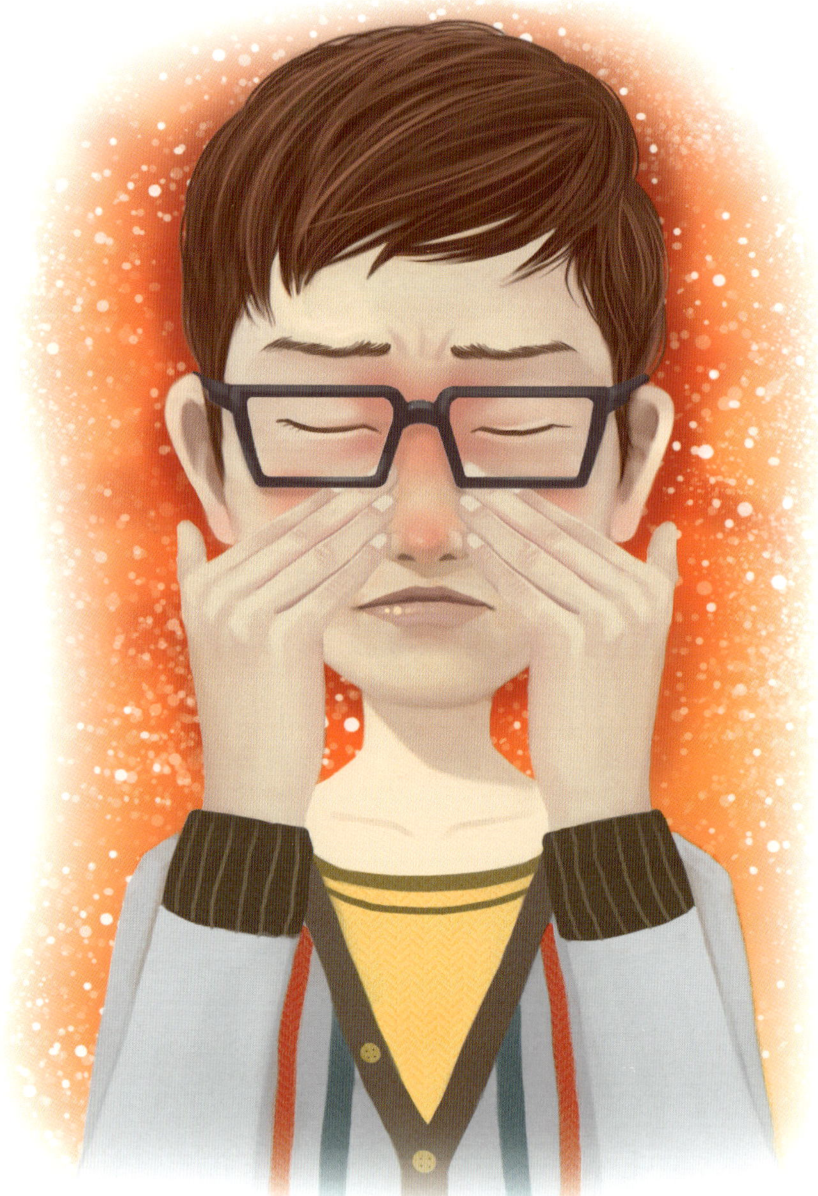

32...

부비동에 점액낭종이 생겼다고 하네요. 어떻게 하여야 하나요?

부비동의 점액낭종(mucocele)은 부비동의 정상적인 점액의 배출이 여러 가지 원인으로 장해를 받아 점액의 저류로 인한 물집(낭종)이 생긴 경우입니다.

나타나는 증상으로는 코막힘, 두통, 코가 나오며, 눈이 아프거나 물체가 둘로 보이거나 시력이 감퇴될 수 있으며, 눈이 돌출되거나 눈의 위치의 변형이 나타날 수 있으며, 눈물이 많이 나올 수도 있습니다.

점액낭종의 진단을 위해서는 정밀한 코 내시경검사가 필요하며, 병변을 자세히 파악하기 위하여 CT(컴퓨터 단층촬영)검사를 시행합니다. 점액낭종이 눈을 침범하였거나 뇌를 침범한 것이 의심될 경우에는 MRI(자기공명영상)검사를 시행합니다.

점액낭종의 치료를 위해서는 수술적 치료가 필요합니다. 과거에는 외부에서 절개를 가하고 제거하는 수술법을 사용하였으나, 현재는 내시경을 이용하여 콧속에서 조대술(marsupialization)을 시행하여 치료합니다. 자주 재발하는 경우나 뇌의 침범이 의심되는 경우에는 정위고정성 내비게이션(stereotactic navigation)을 이용하기도 합니다.

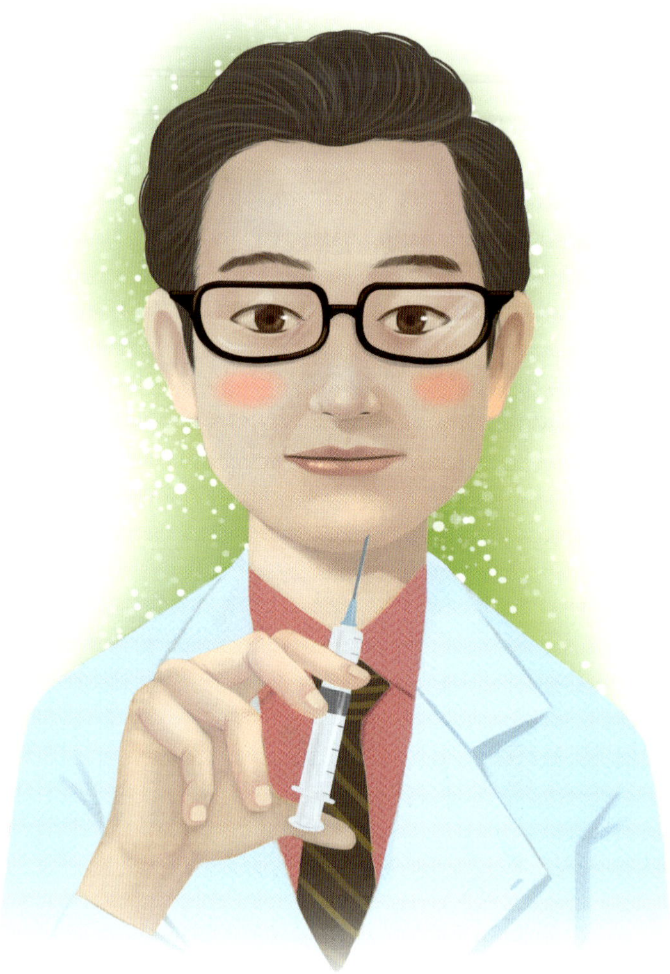

33...

알레르기성 비염이 기관지 천식으로의 진행을 어떻게 방지하나요?

알레르기성 비염의 증상은 발작성 재채기, 맑은 콧물, 코막힘 등이 특징이며, 기관지 천식은 기침, 숨 참(호흡곤란), 쌕쌕거림

(천명) 등이 특징입니다.

최근의 연구 결과에 의하면, 알레르기성 비염과 천식은 밀접한 관련이 있다는 사실이 밝혀졌습니다. 알레르기성 비염이 있는 환자의 40%가 천식을 가지고 있으며, 천식 환자의 80%가 알레르기성 비염 증상을 가지고 있다는 것입니다.

소아에서의 알레르기성 비염은 소아의 천식뿐만 아니라 성인이 되어서도 성인 천식이 발병할 가능성을 높여주게 됩니다. 천식의 발병에 가장 관련이 있는 알레르겐은 집먼지 진드기입니다. 아토피 경향이 있는 가족이 애완동물을 가까이 할 경우에도 천식이 생길 가능성이 높아집니다. 이밖의 중요한 원인은 담배연기에 노출되는 것인데, 담배연기에 노출된 양과 밀접한 관련성이 밝혀졌습니다. 특히 알레르기성 비염이 있는 사람이 흡연을 할 경우에는 천식의 발생 가능성이 매우 높아집니다.

알레르기성 비염이 있는 사람을 치료할 때는 환경 관리, 알레르겐 회피요법, 약물요법을 사용하게 됩니다. 알레르겐에 특이한 면역요법을 시행하면 근본 원인을 치료할 뿐만 아니라, 치료효과가 지속되며, 증상을 호전시키고, 약물요법의 필요를 감소시키게 됩니다. 알레르기성 비염이 있는 사람에서 면역요법을 조기에 시행하면 알레르기성 비염이 천식으로 진행하는 것을 방지할 수 있다는 연구가 최근 학술논문에 발표되고 있습니다.

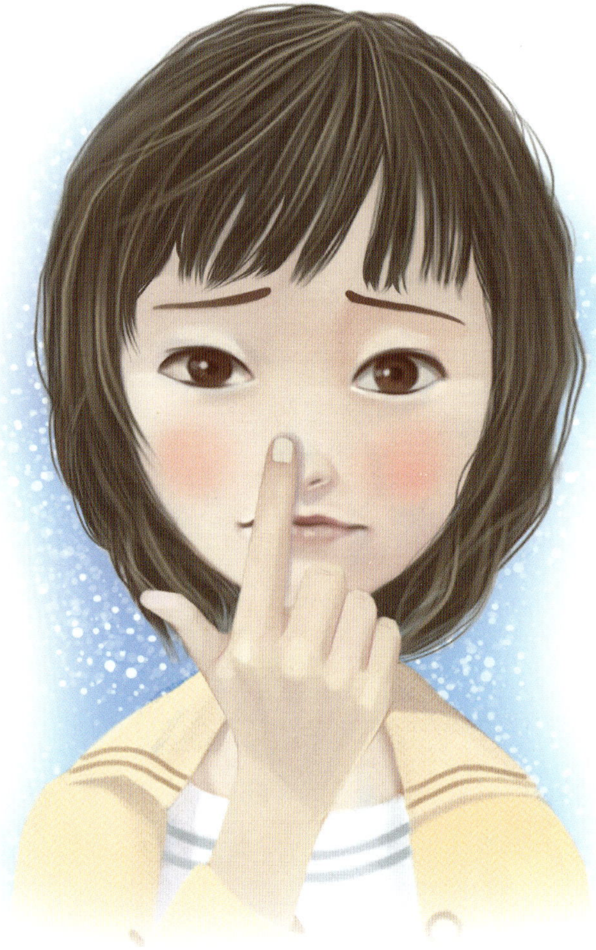

34...

코 모양이 삐뚤어졌어요. 어떻게 하여야 하나요?

사람의 코 모양은 각각 다르지요. 코가 긴 사람, 짧은 사람, 보통인 사람 등 여러 종류의 코가 있지요.

서양 문명이 발달하면서 서양 사람이 아닌 동양인이나 흑인들도 서양 사람들의 코 모양을 선호하는 경향이 생겼습니다. 코의 기능 중 중요한 것은 코로 숨을 쉬는 것과 냄새를 맡는 것입니다. 성장 과정 중 충격이나 사고로 인하여 코에 변형이 오는 경우가 있습니다. 소위 코가 삐뚤어진 것을 사비(twisted nose, deviated nose)라고 합니다. 미용상 보기가 좋지 않고, 숨을 쉬는 데 문제가 있는 경우에는 수술(corrective rhinoplasty)을 통하여 교정하게 됩니다. 콧속으로 수술하는 경우도 있고, 코를 들고 수술하는 경우도 있습니다.

이외에 코가 지나치게 낮아 보기에 흉한 경우는 안비(saddle nose)라고 하는데, 수술(augmentation rhinoplasty)을 통하여 코를 올리게 됩니다. 콧속에 자신의 연골이나 뼈를 삽입하기도 하며, 인공 물질(실리콘, 고어텍스 등)을 삽입하기도 합니다. 위의 경우와 반대로 콧등이 튀어나온 경우는 곡비(hump nose)라고 하는데, 수술(reduction rhinoplasty)을 통하여 튀어나온 부분을 제거하게 됩니다.

사람은 자신만의 얼굴을 가지고 세상을 살아가므로, 지나치게 성형수술에 의존하는 것은 바람직하지 않지요.

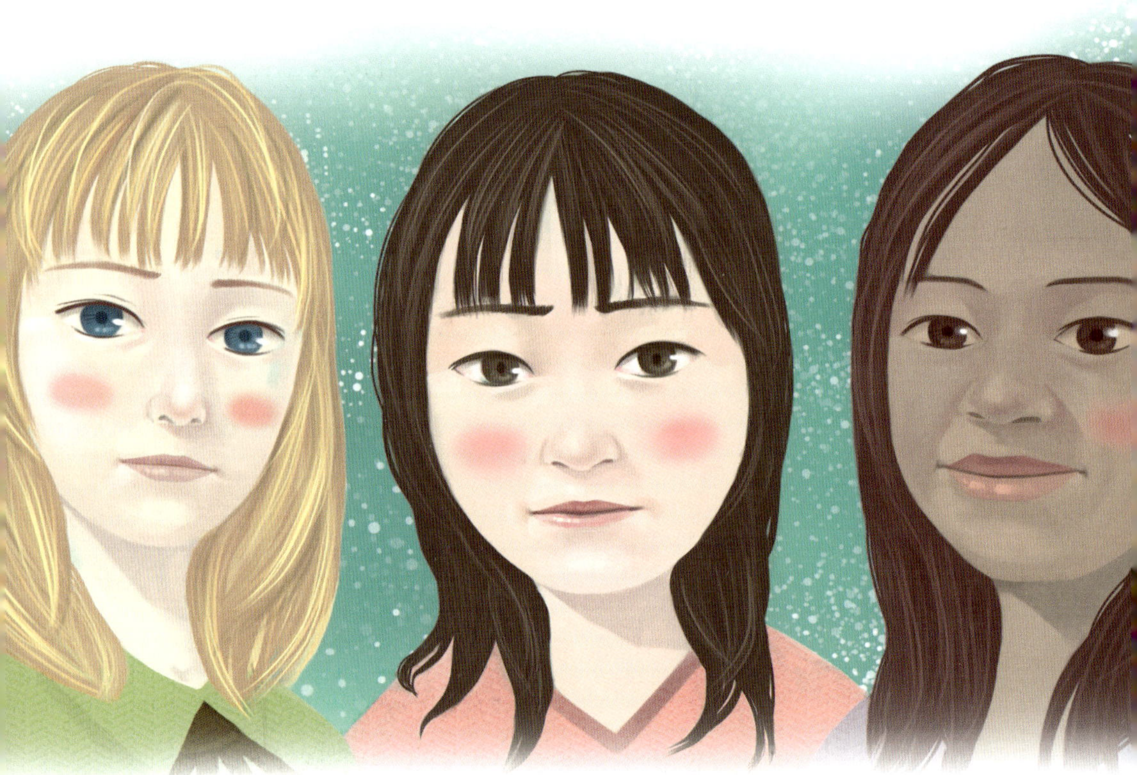

35...

동양인, 서양인, 흑인의 코 모양은 왜 다른가요?

사람의 코는 숨을 쉬는 통로일 뿐만 아니라, 코로 들어가는 공기의 온도와 습도를 일정하게 유지시키는 역할을 합니다.

추운 지방에 사는 서양인들의 코는 일반적으로 길고 좁습니다. 날씨가 추운 지방에서는 길고 좁은 코가 콧속에 들어가는 공기를 따듯하고 습기 있는 공기로 바꾸는 데 유리합니다. 아주 더운 지방에 사는 흑인들의 코는 일반적으로 짧고 넓습니다. 날씨가 더운 지방에서는 짧고 펑퍼짐한 코가 콧속에 들어가는 공기를 너무 덥지 않고 습도도 낮추는 데 유리합니다.

우리와 같은 동양인들은 온대 지방에 사는 경우에 서양인과 흑인의 중간 정도 되는 코를 가지고 있습니다. 이 정도 크기의 코가 콧속에 들어가는 공기를 온대 지방에 맞게 온도와 습도를 유지하게 하여 줍니다.

인간이 창조된 이래 환경에 적응하는 과정에서 코의 모양이 변하지 않았나 유추하여 봅니다.

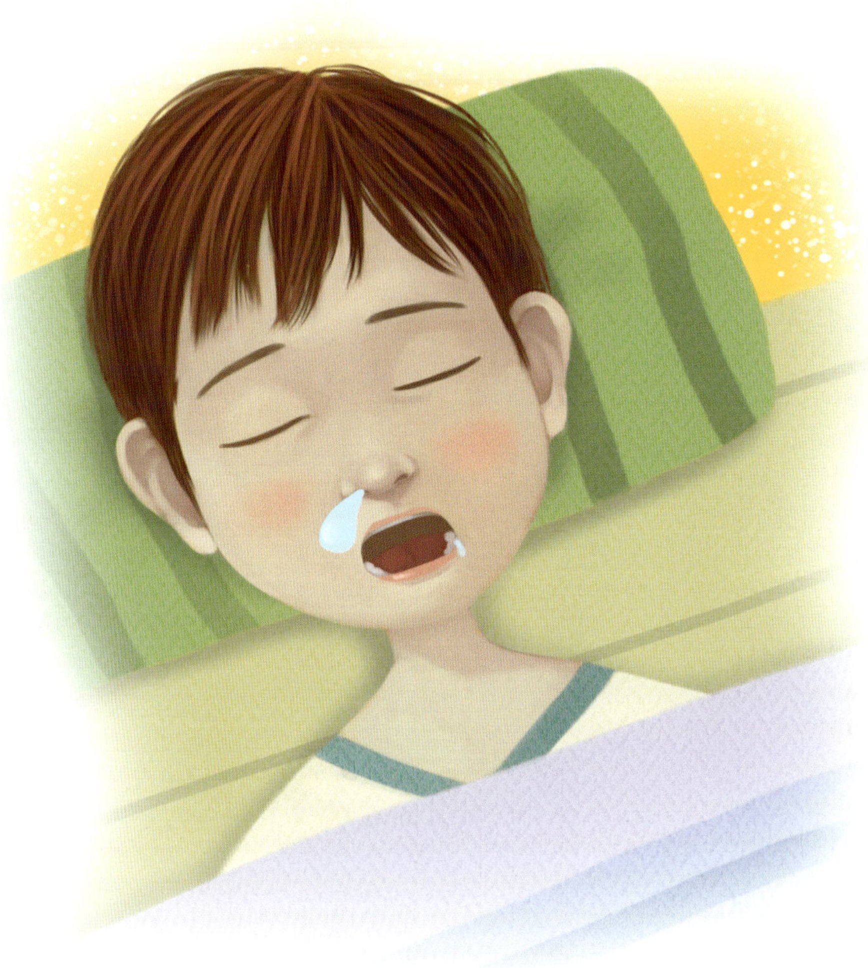

36...

아이가 잠잘 때 입을 벌리고 코를 골아요. 어떻게 하여야 하나요?

소아들 중에는 습관적으로 입을 벌리고, 잠잘 때 코를 고는 아이들이 있습니다. 특히 자주 목감기를 앓고 열이 나는 아이들이 있지요. 이런 아이들을 진찰하여 보면, 목구멍 양쪽에 구개편도(palatine tonsil)가 아주 커서 거의 붙을 정도가 되어 있는 경우도 있으며, 코의 깊은 곳인 비인두에 아데노이드(adenoid)가 큰 경우가 있습니다. 이와 같은 편도선 비대증과 아데노이드 증식증(tonsillar hypertrophy and adenoid vegetation, T&A)을 동시에 가진 아이들이 잠잘 때 입을 벌리고, 코를 골며, 심한 경우 가끔 숨이 끊어지는 경우도 생깁니다.

이런 아이들은 잠잘 때에 깊은 잠을 자지 못하기 때문에, 공부 시간에 졸거나 학습능률이 떨어지는 경우가 있으며, 주의력 결핍-과잉 행동 장애(ADHD)와 같은 증상을 나타낼 수도 있습니다.

또한 이런 아이들은 입으로 숨을 쉬기 때문에 항상 입을 벌린 아데노이드형 얼굴(adenoid face)을 나타낼 수도 있으며, 치아의 부정교합(malocclusion)이 생길 수도 있습니다.

소아가 자주 열이 나는 목감기를 앓고, 잠잘 때 코를 골며 입을 벌리는 경우에는 편도선 및 아데노이드 수술(tonsillectomy and adenoidectomy)을 시행하는 것이 좋습니다. 수술 후에는 코를 통한 공기의 흐름이 좋아지고, 비대하던 편도선이 제거되어 향후 자주 목감기를 앓을 가능성도 적어집니다.

특히 편도선 및 아데노이드 수술 후 소아의 학습 능률이 증진되고, 주의력 결핍이나 과잉 행동이 호전되었다는 연구 논문들이 있습니다.

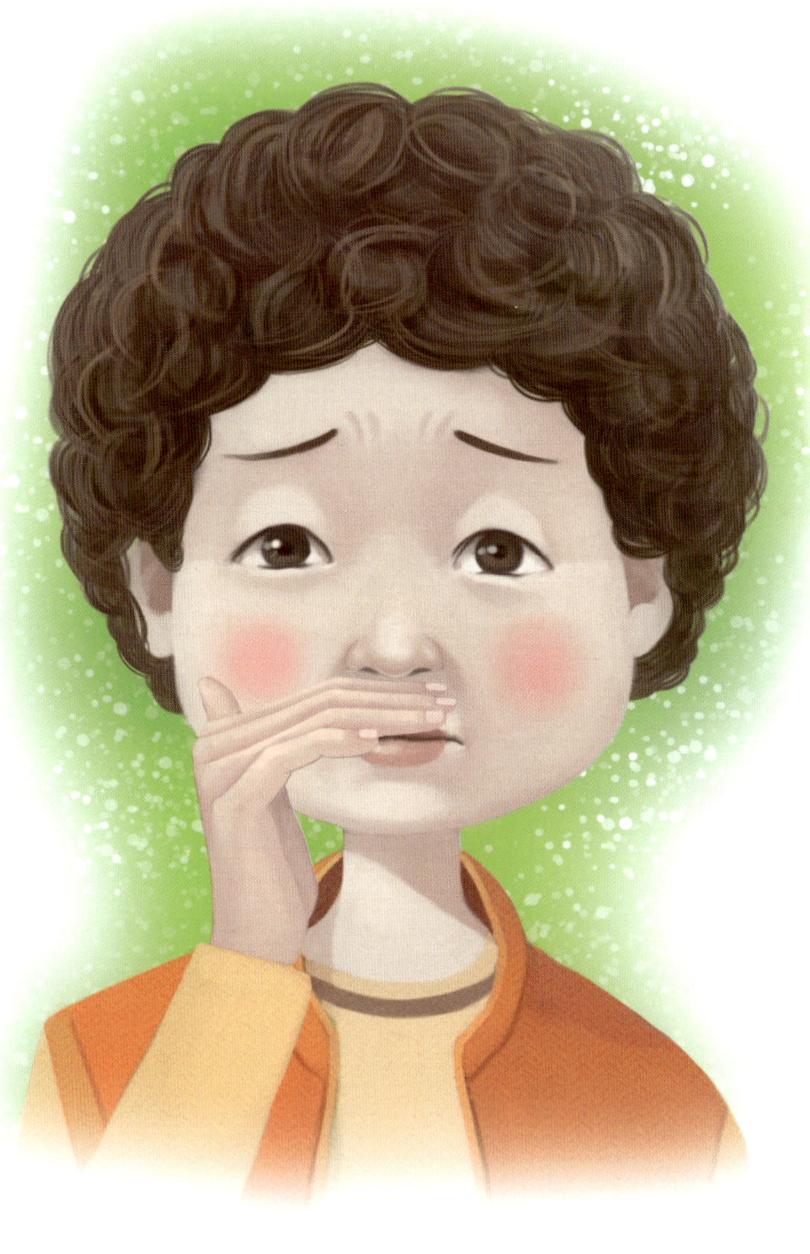

37...

후각장애가 있는데 기분이 우울해요. 어떻게 하여야 하나요?

후각장애의 원인은 여러 가지가 있습니다. 사고 등으로 두부손상을 입은 경우, 감기를 심하게 앓은 후, 축농증이나 알레르기성 비염이 있는 경우, 콧속에 물혹이나 종양 등이 있는 경우, 특수한 약물을 복용하거나 코에 지속적으로 자극을 준 경우, 전신에 내과적 질환이 있는 경우, 알츠하이머 병이나 파킨슨 병과 같은 퇴행성 질환을 앓는 경우, 우울증이나 정신분열증 등과 같은 정신과적 질환이 있는 경우 등 다양합니다. 일반적으로 후각장애가 심해지면 미각도 떨어지는 경우가 많습니다. 인생의 즐거움 중의 하나인 음식의 향을 즐기지 못하고 맛을 제대로 느끼지 못하면 사람들은 일반적으로 우울감을 느낄 수 있습니다. 이러한 단순한 우울감은 후각장애를 잘 치료하면 대부분 회복됩니다. 하지만 후각장애를 가진 환자 중에는 병적으로 우울증을 가지고 있는 경우가 있습니다. 이런 환자들은 다른 사람 만나는 것을 피하고, 항상 우울감에 젖어 있으며, 극단적인 생각을 하는 경우도 있습니다. 이런 환자의 경우에는 이비인후과적 치료뿐만이 아니라 정신과적 치료를 병행하면 좋은 결과를 얻을 수 있습니다. 환자 주위의 가족들이 면밀히 관찰하여 치료를 하면, 환자들도 좋아하고 가족들도 행복한 생활을 즐길 수 있게 되지요.

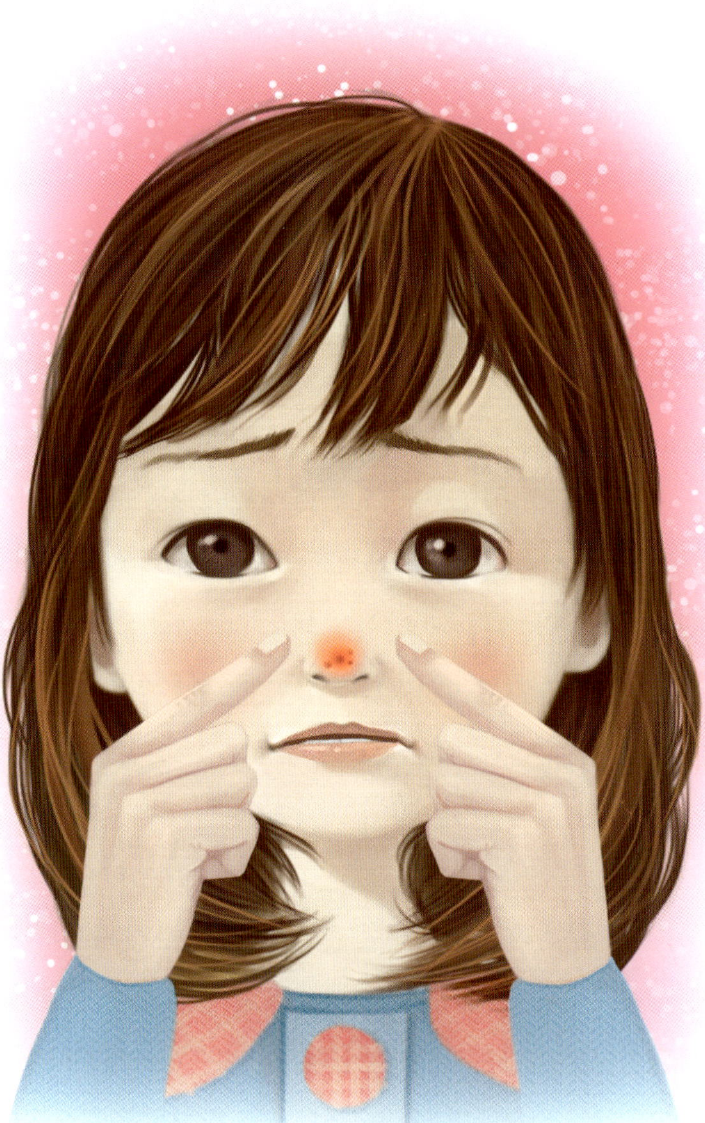

38...
코끝에 종기가 생겼어요. 어떻게 하여야 하나요?

입의 양측과 미간을 연결하는 삼각형을 안면위험삼각(danger triangle of the face)이라고 합니다. 이 부분의 정맥들은 하안정맥이나 안각정맥-상안정맥을 통하여 뇌 속의 해면정맥동(cavernous sinus)과 연결되어 있습니다. 따라서 코끝의 종기(비절, nasal furuncle)가 심하게 화농하면 정맥교통로를 역행하여 염증이 눈이나 해면정맥동으로 파급되어 매우 위중한 상태가 발생할 수 있습니다. 비절은 황색포도상구균(Staphylococcus aureus)이 주원인이며, 코를 쓰다듬거나 후비거나 풀거나 코털을 뽑는 등 손으로 코를 자주 만지는 행동이 원인이 될 수 있습니다.

화농이 심하지 않은 경우에는 소독과 mupirocin, fusidate 종류의 국소 항생제 연고를 바르는 것으로 치료될 수가 있으나, 화농이 심할 경우에는 황색포도상구균 감염을 치료하는 경구 항생제를 투여하여야 합니다. 발열이 심할 경우에는 혈액 세균배양까지 필요할 수 있습니다. 될 수 있으면 코를 자주 만지지 않는 것이 비절을 예방할 수 있는 방법이 될 수 있습니다.

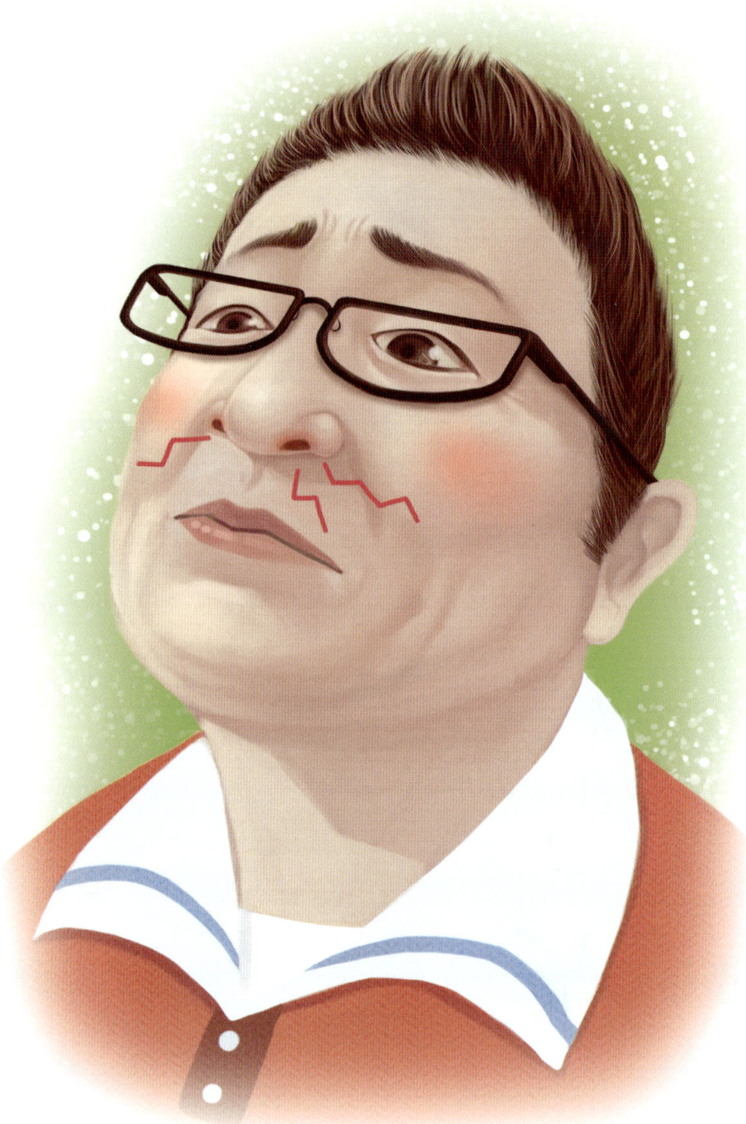

39...

코 입구가 헐었어요.
어떻게 하여야 하나요?

코 입구의 피부에 생긴 피부염을 비전정염(nasal vestibulitis)이라고 합니다.

이와 같은 비전정염은 비염이나 부비동염(축농증)으로 인해 콧물의 지속적인 접촉에 의한 만성 자극이 원인이 되어 발생하는 경우가 많습니다. 증상으로는 코의 입구(비전정)의 피부에 발적과 종창이 생기고, 통증, 가려움증, 작열감이 생깁니다. 때로는 상피의 결손이 생기고, 가피(상처 딱지)로 덮이기도 하며, 가피에 의해 코가 막히기도 합니다.

비전정염의 치료에서 가장 중요한 것은 원인이 된 비염이나 부비동염을 치료하는 것입니다. 국소적으로는 상처 부위를 소독하고 살균 항생제 연고를 바르는 것이 좋습니다. 세균 감염 상태가 아니면 스테로이드 연고를 바르는 것이 유용할 수도 있습니다.

환자들은 절대로 가피를 무리하게 제거하여서는 안 됩니다.

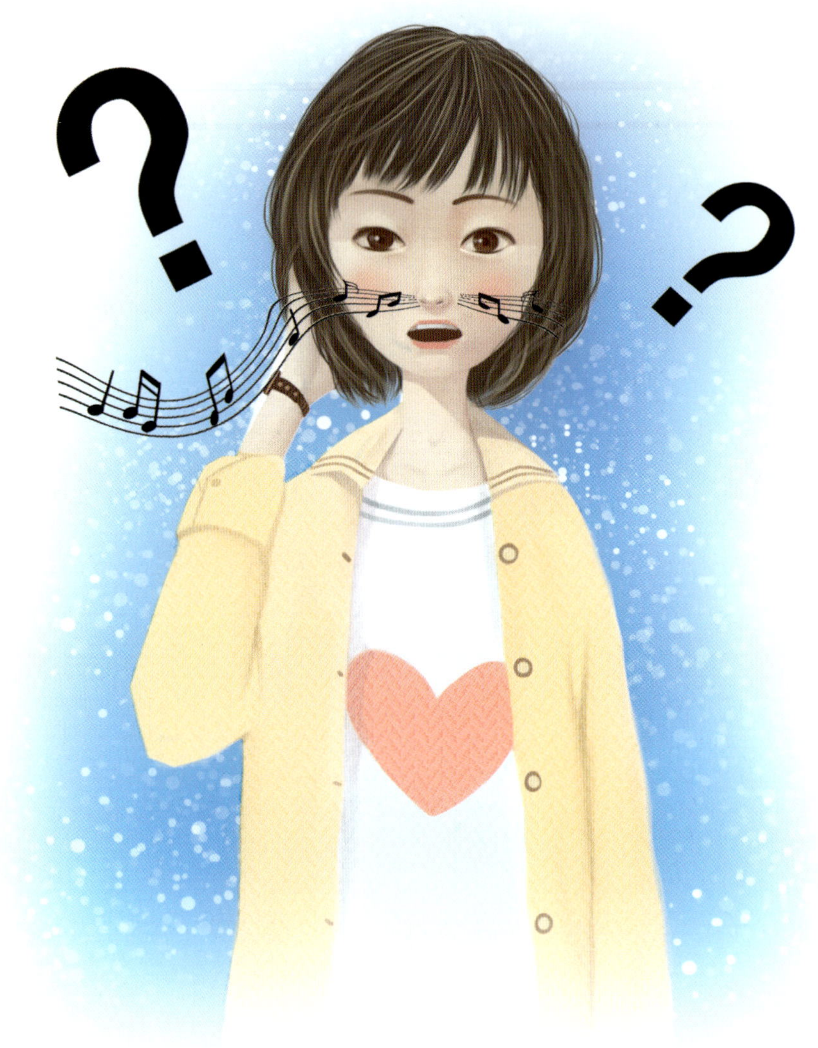

40...

콧속에서 휘파람 소리가 나요. 어떻게 하여야 하나요?

콧속에서 소리가 나는 경우는 양쪽 코를 나누는 막(비중격)에 구멍(천공)이 생긴 것이 원인인 경우가 많습니다.

비중격 천공(septal perforation)이 생기는 원인은 여러 가지가 있습니다. 과거에 비중격 수술을 받은 후유증, 반복적인 소작술(콧속을 약물로 지지는 것), 악성 종양이나 백혈병 등이 있는 경우, 코에 매독이나 결핵, 나병 등이 생긴 경우, 작업장에서 크롬중독이 생겼을 경우, 코카인이나 다른 약물 등을 장기간 흡입하였을 경우, 특별한 원인 없이 천공이 발생하는 경우, 소아에서 오랫동안 건전지를 콧속에 방치한 경우 등 다양한 원인으로 발생하게 됩니다. 비중격 천공이 생긴 경우 대부분은 무증상이나, 간혹 코피, 가피(상처 딱지), 코 막힘, 휘파람 소리, 콧물, 콧등 처짐 등이 생깁니다. 진단은 코 내시경 검사를 통하여 쉽게 할 수 있으며, 천공 가장자리가 비후되어 있으면 악성 질환을 감별하기 위하여 조직검사를 시행합니다. 비중격 후방부에 천공이 있으면 매독에 대한 혈청검사가 필요하고, Wegener 육아종증이 의심되면 조직검사 및 특수 혈액검사를 시행합니다. 비중격 천공의 증상이 없다면 특별한 치료가 필요 없습니다. 하지만 증상이 심한 경우에는 수술적 재건을 하거나 실리콘, 아크릴 수지, 고무 등으로 만든 비중격 단추를 삽입할 수도 있습니다.

천공으로 인한 증상의 완화를 위하여 생리식염수로 비강을 자주 세척하여 가피를 제거함으로써 점막 손상을 방지하고, 항생제를 사용하기도 합니다.

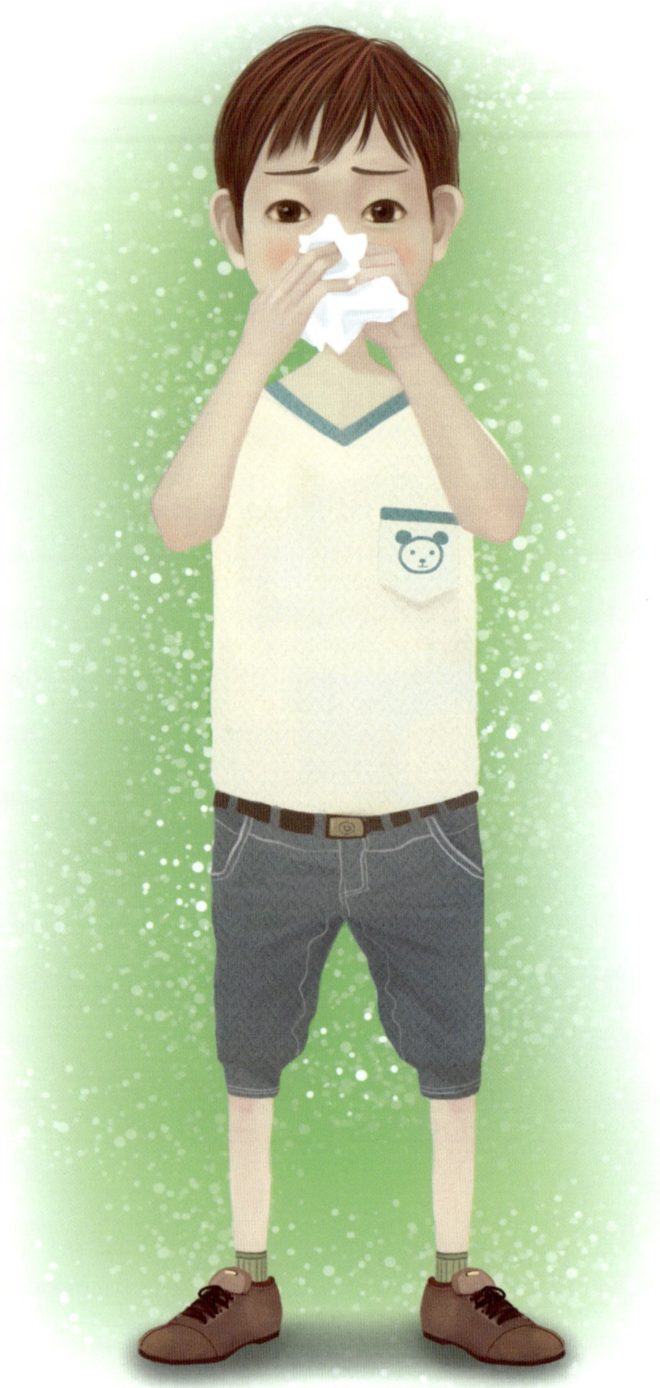

41...

알레르기성 비염이 약물로 치료가 안 되네요. 어떻게 하여야 하나요?

코 막힘, 재채기, 하얀 콧물을 동반하는 알레르기성 비염을 처음에는 환경요법과 약물요법으로 치료합니다. 하지만 환경요법과 약물요법에 효과가 없거나 부작용이 있을 때, 증상이 연중 두 계절 혹은 6개월 이상 지속되고 증상과 연관된 항원에 대한 양성 피부반응 혹은 혈청 중 특이항체가 확실할 때 면역요법을 시행할 수 있습니다. 면역요법을 시행하면 차단항체인 IgG4가 증가되며, 항원특이 IgE항체가 감소하는 것으로 알려져 있습니다. 현재 4세 이상의 소아에서 설하면역요법(SLIT)을 시행할 수 있으며, 성인에서는 피하면역요법(SCIT)을 시행할 수 있습니다. 집먼지 진드기, 꽃가루, 고양이 항원, 일부 곰팡이에 대하여 면역요법의 효과가 입증된 상태입니다. 항원 주사 후 최소 30분간 관찰을 하여야 하며, 아나필락시스 같은 중대한 전신적 부작용을 치료할 수 있는 응급처치세트가 준비된 병원에서 하는 것이 안전합니다. 최근에 레이저를 이용하여 비강 점막을 응고시키는 레이저치료법이 나왔으나, 장기적인 치료효과를 판정하기 위해서는 수년간의 추적관찰을 요합니다. 만성 비후성 비염이 동반되었을 경우에는 비갑개성형술이나 라디오주파수(radiofrequency)를 이용한 수술을 시행할 수 있습니다.

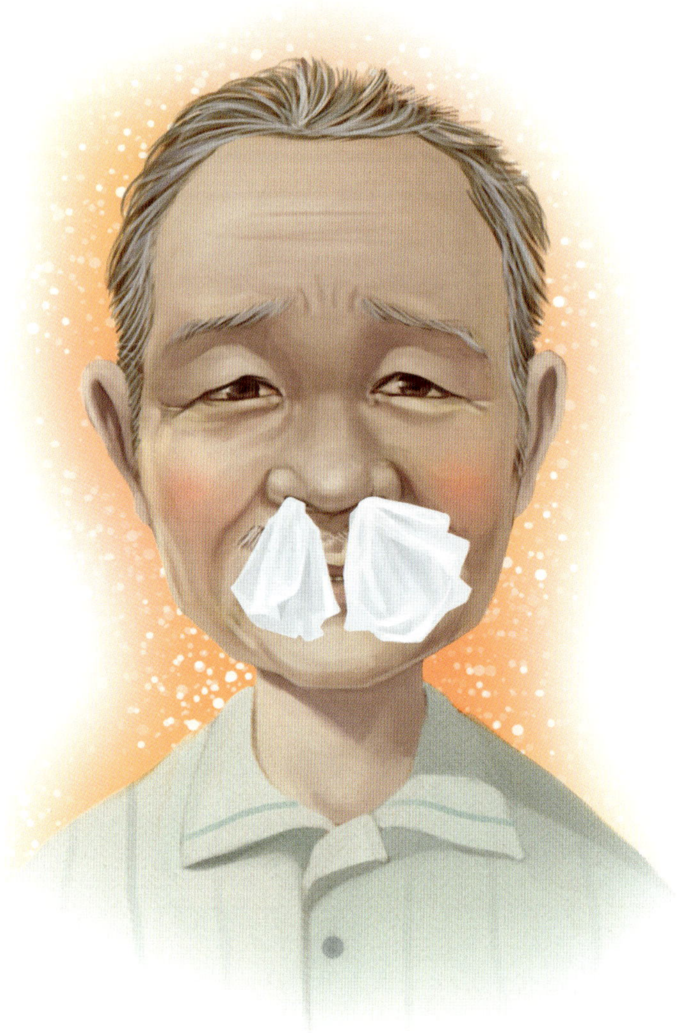

42...

비염과 축농증은 어떻게 다른가요?

우리가 일반적으로 비염이라고 하는 것은 알레르기성 비염을 말하는 경우가 많습니다. 알레르기성 비염은 특수한 항원에 대하여 과민 반응을 보이는 것입니다. 우리나라 사람에게 알레르기성 비염을 많이 일으키는 항원으로는 집먼지 진드기, 꽃가루, 동물 털, 곰팡이 등입니다.

증상으로는 코가 막히고, 맑은 콧물이 나오며, 재채기가 심하고, 코나 목과 눈 등이 가려운 증상이 생깁니다. 코 내시경으로 진찰하면 콧속의 점막이 창백한 색깔을 띠고, 혈액 검사에서는 특이 항원에 대한 IgE가 증가하게 됩니다. 치료로는 환경 관리가 중요하며, 약물요법과 필요시 면역치료 및 수술을 요할 수도 있습니다.

우리가 축농증이라고 하는 것은 부비동염을 말합니다. 코 주위에는 동굴 모양의 공간(부비동)이 있는데, 여러 가지 이유로 부비동에 염증이 생겨 고름이 차 있는 상태를 말합니다. 부비동염 (축농증)을 일으키는 원인으로는 박테리아, 곰팡이, 알레르기, 해부학적 이상, 유전적 이상 등 여러 가지가 있습니다. 증상으로는 코 막힘, 노란 코가 나옴, 코가래가 목 뒤로 넘어감, 후각이 떨어지고, 정신집중이 안 되며, 두통이 생길 수도 있습니다. 코 내시경으로 진찰하면 콧속에 농성 분비물이 있는 경우가 많으며, 물혹(비용)이 같이 생겨 있는 경우도 있습니다.

치료로는 약물치료가 중요하며, 필요시 수술(축농증 내시경 수술)을 요할 수도 있습니다.

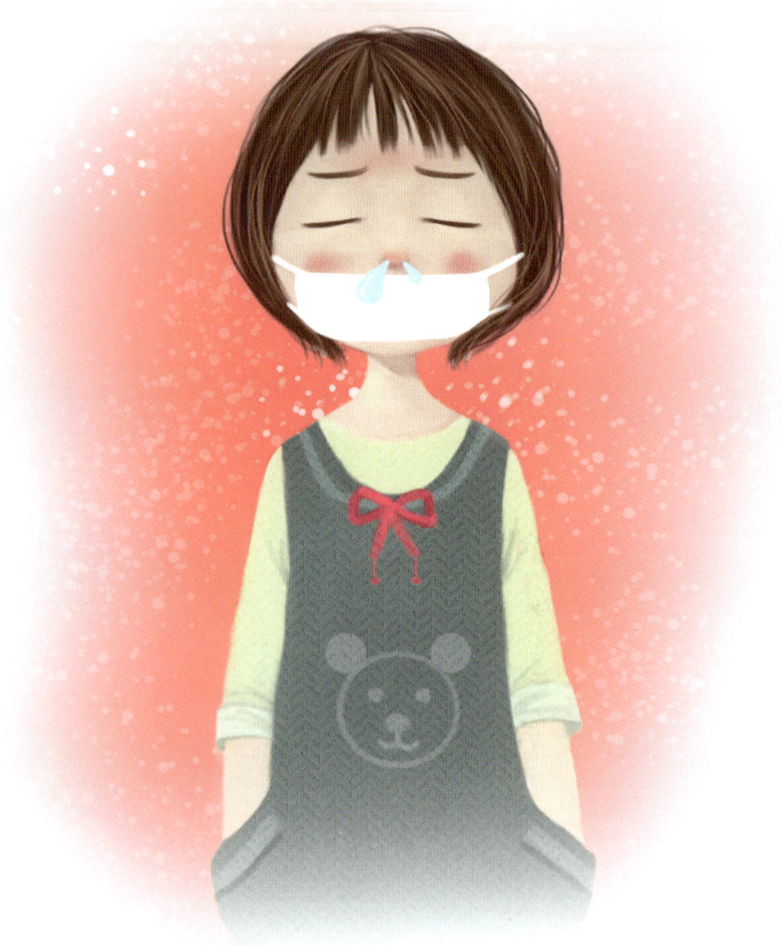

43...

아이가 급성 비염(감기)에 걸렸어요. 어떻게 하여야 하나요?

감기라고 알려진 급성 비염은 5세 이하의 어린이에서 호발하며, 18세가 될 때까지 자라면서 빈도가 줄어듭니다.

급성 비염의 발생과 관련이 있는 것으로는 추운 날씨, 낮은 습도, 영양부족, 과로, 스트레스, 비타민 결핍, 면역기능 저하 등이 있습니다. 환자의 재채기, 기침 등을 통해 나오는 감염된 기화성 분비물에 의한 공기전염성 감염 질환이지만 입맞춤, 음식, 또는 손으로 직접 전파되기도 합니다. 대부분 바이러스가 주원인이며, 특히 라이노바이러스(rhinovirus)가 가장 흔합니다.

증상으로는 1~3일간의 잠복기 후에 건조기 혹은 전구기(prodromal stage)가 따릅니다. 불편감 및 두통을 동반한 오한, 근육통, 식욕상실, 비강의 자극감 및 재채기가 나타납니다. 분비기 혹은 발적기(hyperemic stage)에는 심한 흰 콧물, 코 막힘, 후각 감퇴 등의 증상이 생깁니다.

점액기(mucous stage)에서는 증상이 호전되거나 이차 세균 감염으로 점액 농성 분비물이 나오면서 코 막힘이 심해집니다. 치료로는 혈관수축제나 해열제가 도움이 될 수 있으며, 전구기에는 경구용 항히스타민제나 비강 내 항콜린제(ipratropium bromide)를 사용하면 증상이 경감됩니다. 이차 세균의 감염 시에는 항생제를 사용할 수 있습니다.

급성 비염을 예방하기 위해서는 감기 유행 시 사람들이 많은 곳을 피하고, 외출 후에는 손을 깨끗이 씻으며, 과로를 피하고, 충분한 수분과 영양을 섭취하는 것이 중요합니다.

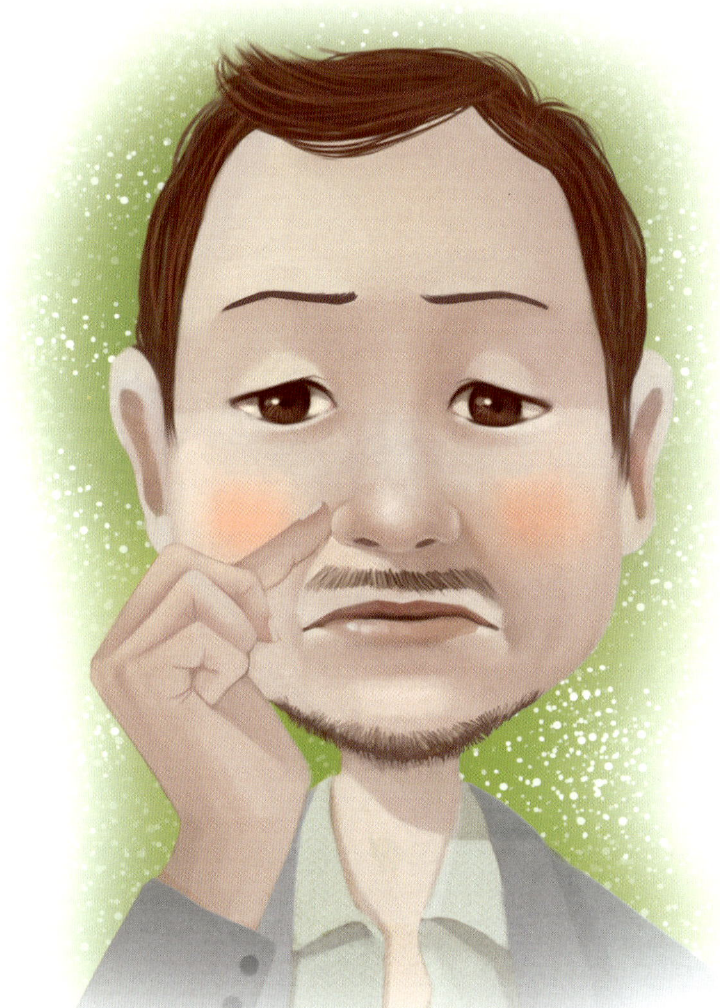

44...

혈관수축제를 많이 뿌렸더니 코가 막혀요. 어떻게 하여야 하나요?

많은 약물들이 코에 증상을 일으키는 것으로 되어 있습니다. 전신적으로 투여하는 고혈압 약제, 경구용 피임제, 아스피린, 비스테로이드성 소염제, 항우울제, 진정제, 갑상선 약제, 발기부전 치료제 등입니다. 하지만 가장 많이 약물성 비염(rhinitis medicamentosa)을 일으키는 경우는 코에 뿌리는 국소용 혈관수축제를 사용하는 경우입니다.

국소용 혈관수축제는 코 막힘에 대한 효과는 즉각적이지만, 지속적으로 사용하면 반동성 혈관확장과 충혈, 조직 내 부종을 일으킬 수 있습니다. 따라서 급성기에 최단 기간 사용하고 중단하는 것이 좋으며, 5일 이상 연속하여 사용하면 약물성 비염이 생길 수 있습니다. 치료로는 환자에 대한 교육이 가장 중요하며, 사용 시 반드시 단기간만 사용할 것을 권유하여야 합니다. 코 막힘이 지속될 시는 국소용 스테로이드 혹은 경구용 스테로이드를 7~10일간 단기 요법으로 사용할 수 있으며, 부종 및 염증을 줄이고 충혈을 감소시키는 효과를 기대할 수 있습니다.

국소용 혈관수축제를 수개월 사용한 경우에는 비점막 혈관계가 비가역적으로 변하므로 비갑개에 대한 수술을 고려하여야 합니다.

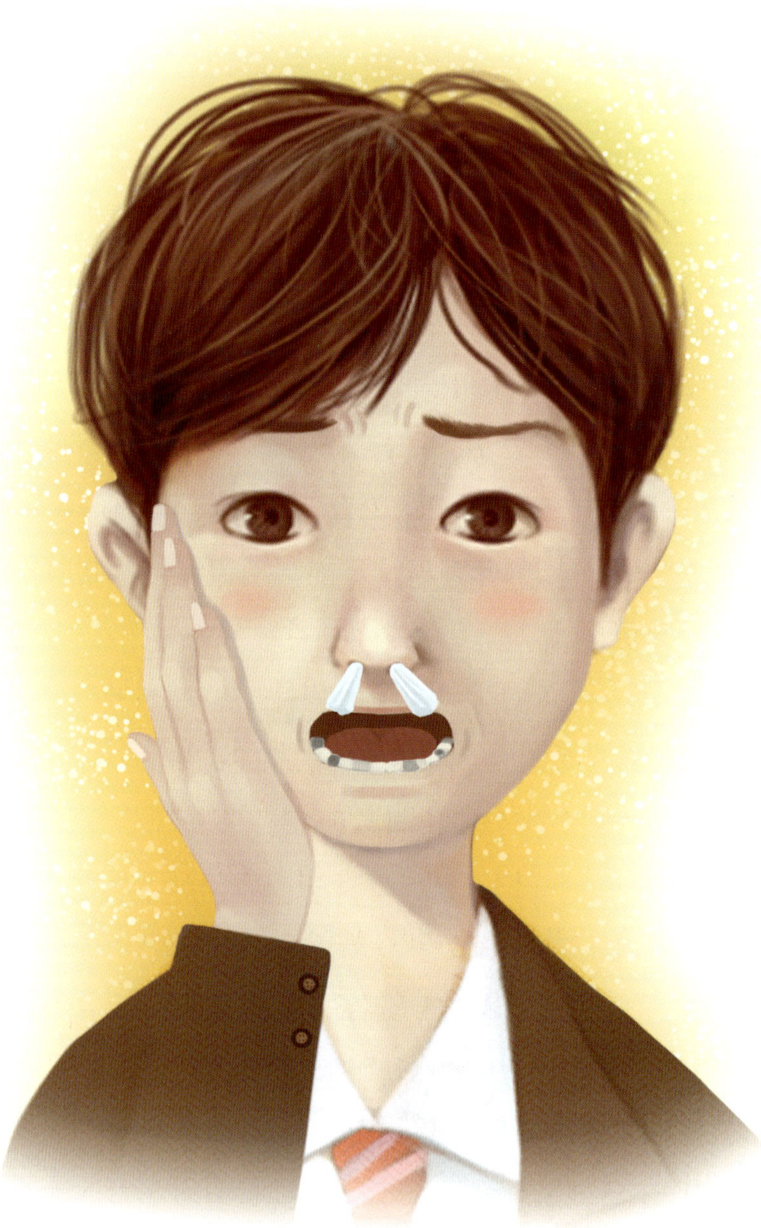

45...

충치가 있는데 축농증이 생겼어요. 어떻게 하여야 하나요?

사람의 볼 속에는 상악동이라는 빈 공간이 있습니다. 상악동은 치아의 윗부분과 가까이 있는데, 상악 전구치(premolar teeth)와 대구치(molar teeth)의 뿌리는 상악동 저부와 인접하여 있습니다. 치성 상악동염(odontogenic maxillary sinusitis)은 전체 상악동염의 약 10~12%를 차지합니다. 치아 뿌리의 감염이 상악동염을 쉽게 일으키는 한 원인이 됩니다.

대부분의 상악치 감염은 충치에서 비롯됩니다. 치아의 충치가 제대로 치료되지 않으면 치아 뿌리의 감염을 일으키고, 이것은 치조골의 손상을 가져오며 결국에는 상악동염을 일으킬 수도 있습니다. 상악치의 발치, 치수 치료 등의 시술에서도 치아 감염이 상악동 내로 파급될 수 있습니다. 특히 임플란트를 위한 치과 시술 중 치성 감염이 상악동염을 일으킬 수도 있습니다. 급성 치성 상악동염이 의심되면 치과와 협진하여 원인이 된 해당 치아를 검사한 후 치료를 합니다. 원인균에 맞는 항생제를 투여하는 것이 중요하며, 혐기성 세균에 효과가 있는 광범위 항생제를 선택하여 치료를 시작합니다. 급성 치성 상악동염이 완치되지 않고 만성 치성 상악동염으로 전환되면 수술을 고려하여야 합니다.

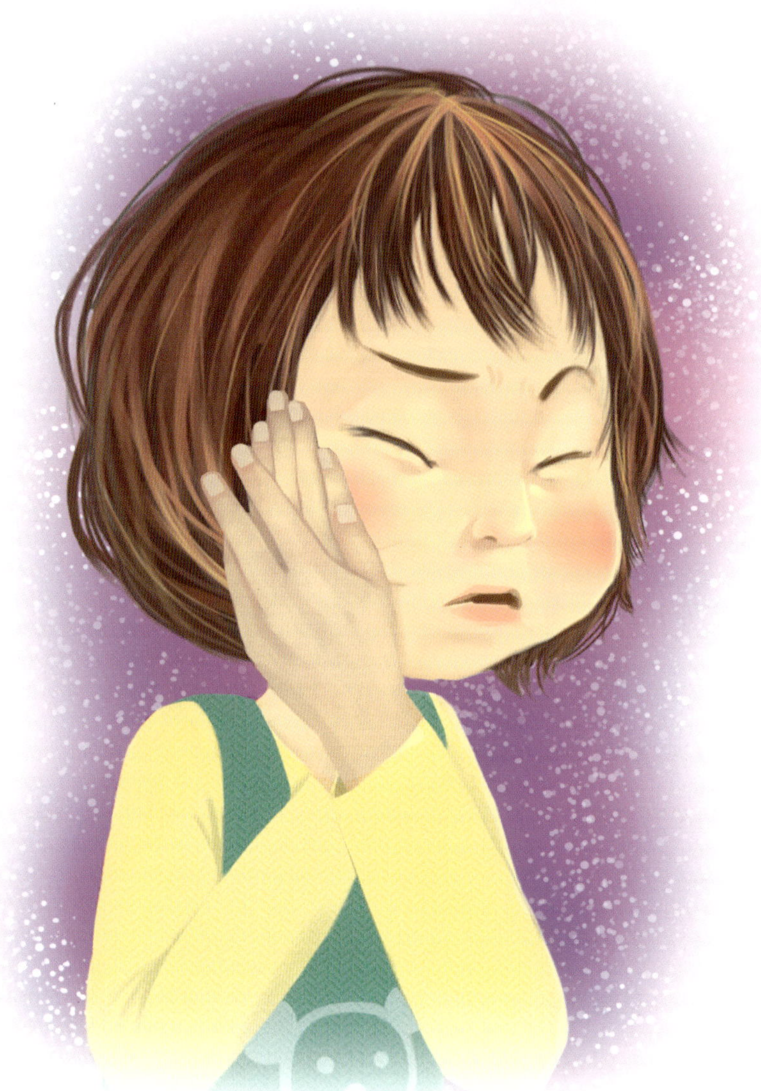

46...

술후 협부낭종이 생겼다고 하네요. 어떻게 하여야 하나요?

술후 협부낭종(postoperative cheek cyst)은 상악동근치수술을 받은 후 10~30년 후 발생하는 경우가 많습니다.

증상으로는 볼이 부어오르며, 볼 부위의 통증, 치통, 두통 등이 나타나며, 드물게 안구돌출, 시력저하, 복시 등이 나타납니다.

진단에는 상악동근치수술을 받은 과거력이 가장 중요하며, 입술을 들고 상악동 부위를 시험천자하여 초콜릿 색의 점액을 확인하면 알 수 있습니다.

낭종의 위치와 팽창 정도를 알기 위하여 CT검사(전산화단층촬영술)를 시행하여 수술방법을 결정합니다.

치료로는 약물치료를 시행한 후, 반응이 없을 시는 수술을 시행합니다.

수술방법으로는 상악동근치수술을 재시행할 수 있으며, 최근에는 코 내시경수술을 시행할 수도 있습니다. 하지만 모든 술후 협부낭종이 코 내시경수술로 치료 가능한 것은 아니며, 상악동근치술이 필요한 경우도 종종 있습니다.

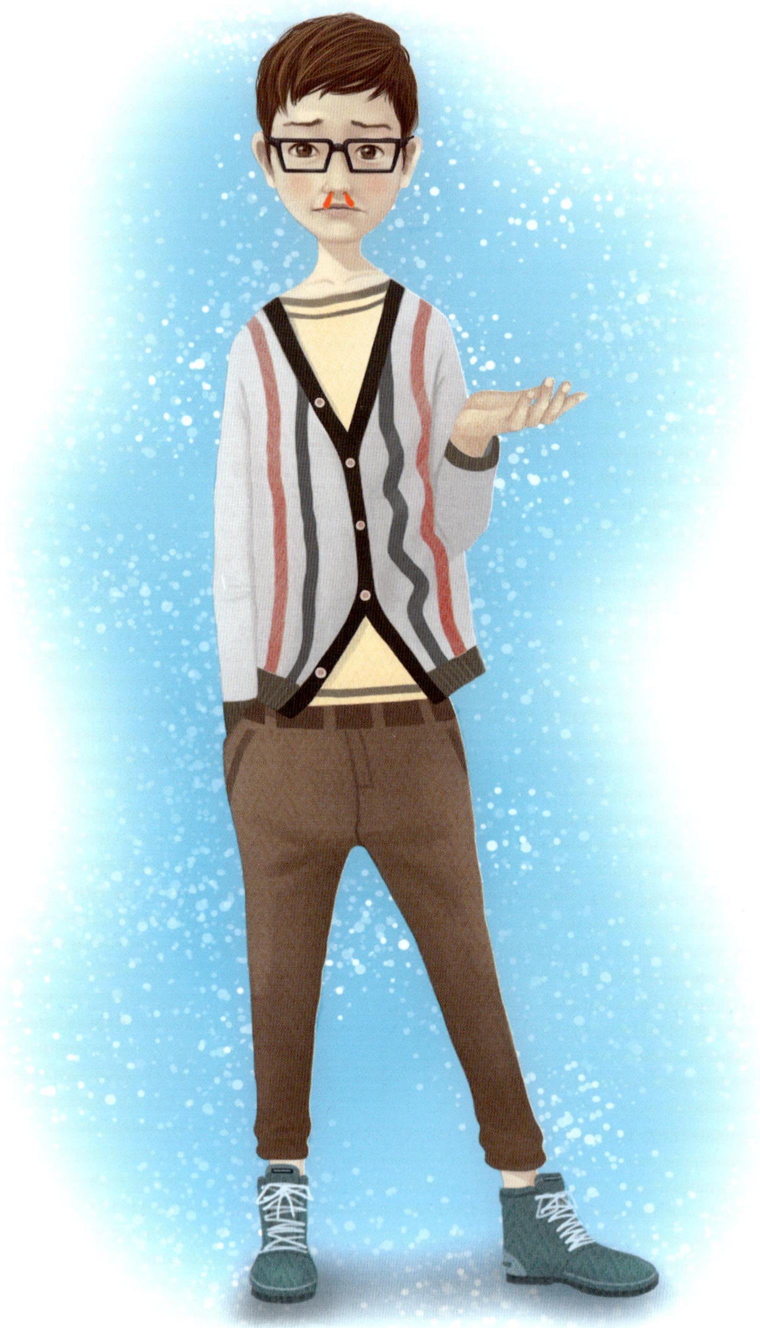

47...

비인강 혈관섬유종이 생겼다고 하네요. 어떻게 하여야 하나요?

비인강 혈관섬유종은 코 뒤쪽의 비인강에 섬유성 기질에 혈관이 풍부하게 분포한 종양(angiofibroma)이 생긴 것을 말합니다.

증상으로는 10대 소년에서 코가 막히고, 코피가 자주 나오면 의심할 수 있습니다. 코 내시경을 이용하여 코 뒤쪽의 비인강을 잘 진찰하면 종양을 발견할 수 있으며, CT검사(전산화단층촬영술)를 시행하면 그 위치와 침범한 부위를 잘 알 수 있습니다.

치료로는 혈관이 풍부하기 때문에 절제하기 24~48시간 전에 술전 색전술(embolization)을 시행하여 종양의 크기를 줄이고, 술중 대량 출혈을 미연에 방지하는 것이 중요합니다.

비인강 혈관섬유종에 대한 근본적인 치료는 수술로서 완전히 절제하는 것입니다. 과거에는 고식적 수술 방법을 사용하였으나, 현재는 코 내시경을 이용하여 완전 절제가 가능한 경우가 많습니다.

드물게 종양이 여러 부위로 침범한 경우에는 코 내시경 수술과 고식적 수술 혹은 개두술을 혼용하여 종양을 제거합니다.

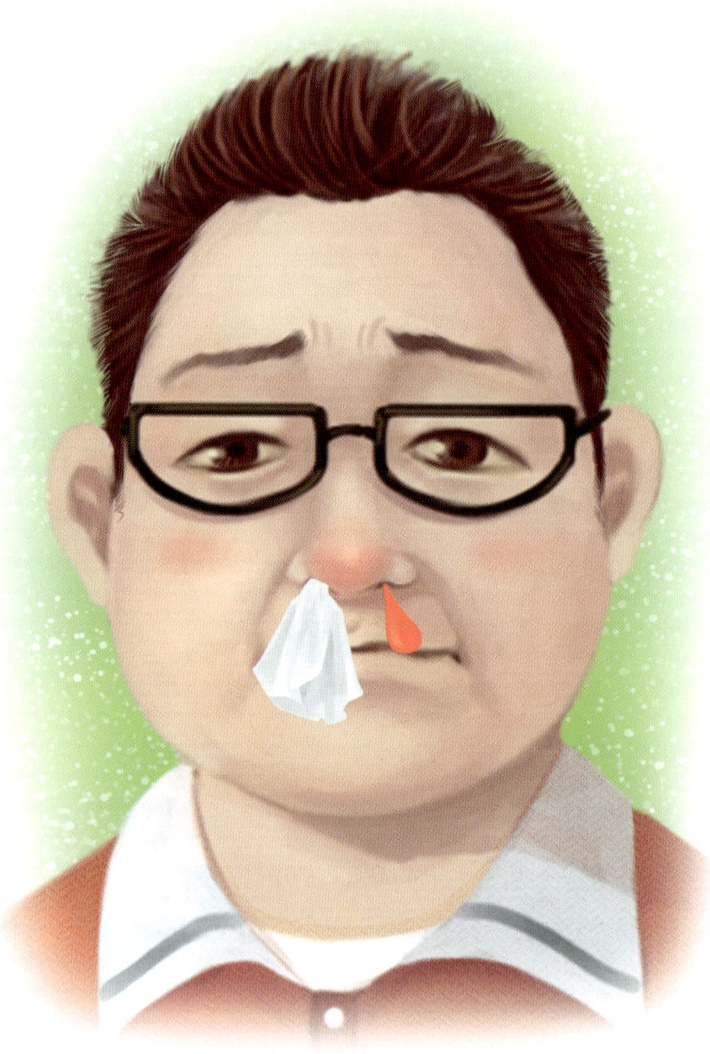

48...

림프종이 생겼다고 하네요. 어떻게 하여야 하나요?

한국인의 코와 부비동에 생기는 림프종은 대부분 혈관중심성 림프종(angiocentric lymphoma)이며, 그동안 여러 이름으로 불리어 왔습니다.

NK/T-cell 림프종, 치사성 중심성 육아종(lethal midline granuloma), 다형성 세망증(polymorphic reticulosis) 등으로 불리어 왔습니다. 남녀 성비는 5:1로 남성에게 호발하며, 50대가 호발 연령층입니다. 증상으로는 코가 막히고, 악취성-농성-혈성 콧물이 나오며, 딱지(가피) 형성으로 시작하여 조직파괴가 나타납니다. 심한 전신 피로, 권태, 이행성 관절통, 야간 발한 등과 같은 전신 증상이 나타나기도 합니다.

진단을 위해서는 조직생검이 중요합니다. 최근에는 면역조직화학법과 분자유전학적 기법이 발달하여 보다 정밀한 진단이 가능하게 되었습니다. 치료로는 해당 부위의 방사선 요법이 일반적인 치료법이지만, 생존율을 높이기 위하여 방사선 요법과 항암화학 요법을 병행하여 치료하기도 합니다.

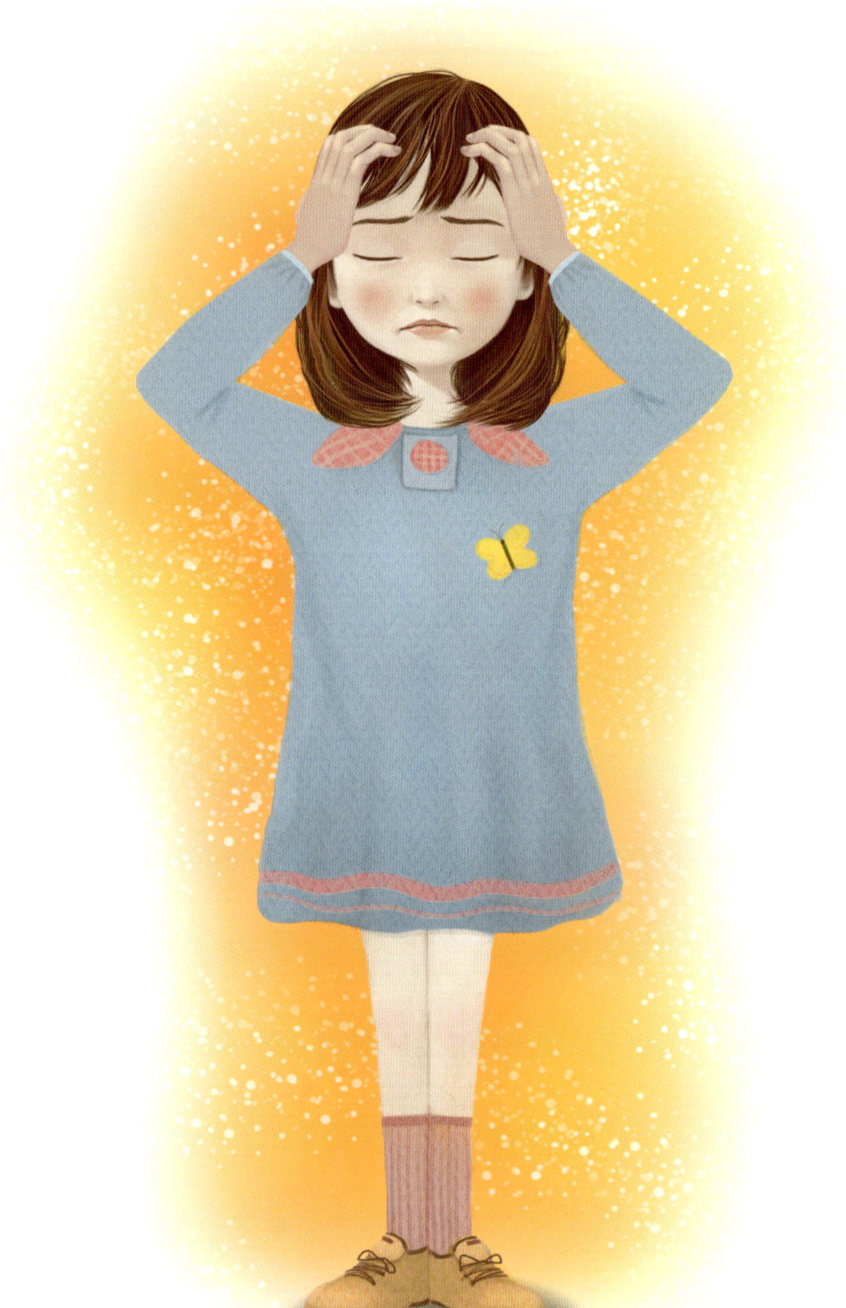

49...

아이가 축농증이 생겼다고 하네요. 어떻게 하여야 하나요?

소아에서 축농증이 생기는 원인은 주로 바이러스성 상기도감염(감기)이나 알레르기에 의한 부비동 점막의 부종 때문이 많으며, 선천적인 섬모기능의 저하를 일으키는 증후군(Kartagener 증후군)에 의한 경우도 있습니다.

원인균으로는 폐렴연쇄상구균, 모락셀라균, 헤모필루스 인플루엔자균 등이 많으며, 만성으로 진행된 경우에는 혐기성 균의 비율이 높아집니다. 증상으로는 점성이나 농성 콧물, 기침, 코 막힘, 두통, 입냄새 등이 나타납니다. 진단으로는 비강검사를 실시하며, 단순 방사선검사를 시행합니다.

4주 이상 치료에도 증상이 지속되거나 수술적 치료가 고려될 때는 CT검사(전산화단층촬영술)를 시행할 수 있습니다. 치료로는 항생제를 사용한 보존적 치료를 시행하며, 생리식염수를 비강에 분무하거나 세척하는 것도 치료에 도움이 됩니다. 필요시 국소 스테로이드를 비강에 분무하는 것도 조직 내 부종을 감소시켜 치료에 도움이 될 수 있습니다. 장기간 약물치료를 시행하였음에도 반응이 없거나, 합병증(눈, 뇌)이 생겼을 경우에는 부비동 내시경 수술(FESS)을 시행하여 치료합니다.

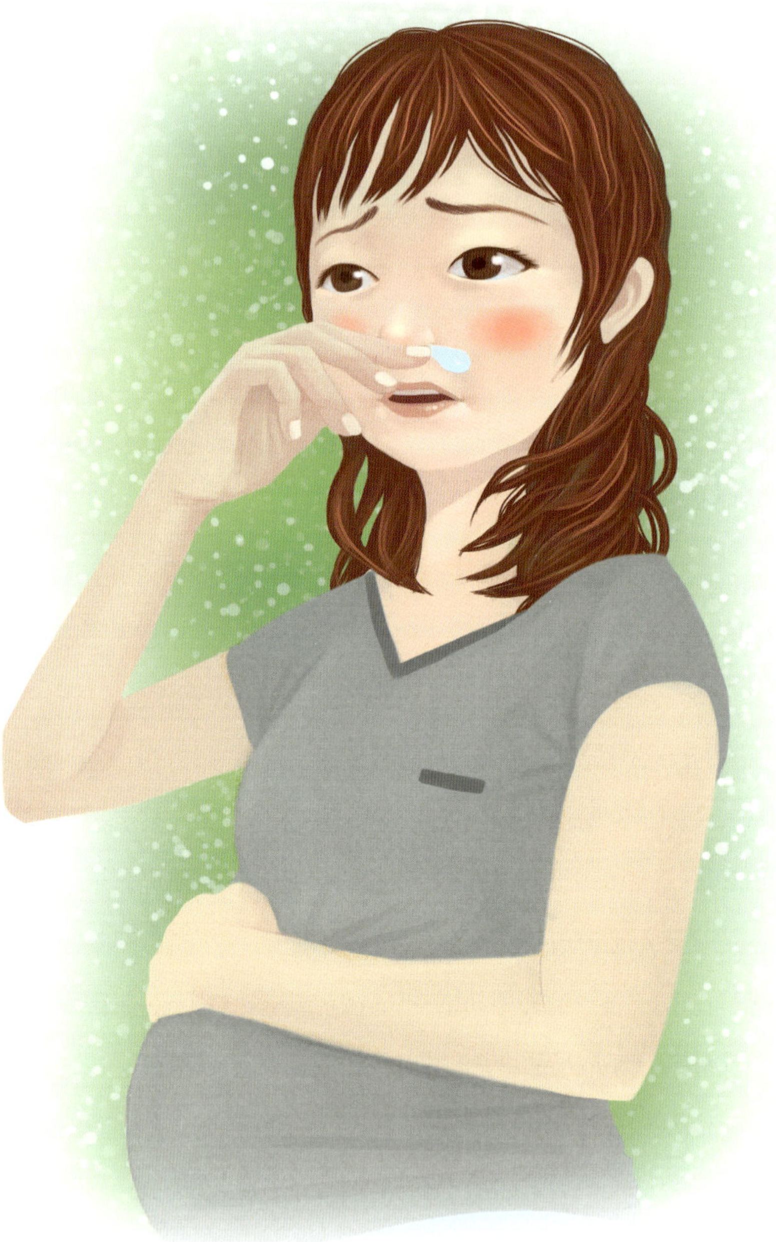

50...

임신부인데 비염이 생겼어요. 어떻게 하여야 하나요?

내분비적인 호르몬의 변화에 의한 비염을 호르몬성 비염이라고 합니다. 생리주기 시, 임신 시에 일부 여성은 심한 코 막힘, 하얀 콧물 등을 경험하기도 하며, 임신 말기에는 더욱 심해질 수 있는데 혈중 에스트로겐 수치와 연관이 있으며, 출산과 함께 증상이 소실됩니다. 폐경 후 호르몬의 변화는 코 점막의 위축을 가져와 비염을 일으킬 수 있습니다.

이외에도 갑상선 기능저하증이나 말단비대증이 있는 사람에서도 코 막힘과 콧물이 증가할 수 있습니다.

치료로는 임신 중 비염에는 생리식염수 세척을 시행하며, 필요시 국소용 스테로이드 제제를 사용할 수 있습니다. 콧물이 많을 경우에는 국소용 비만세포 안정제를 분무하는 것이 도움이 될 수 있습니다. 갑상선 기능저하증에 의한 비염은 갑상선 호르몬 이상을 먼저 교정하고 콧속의 병적 상태를 치료합니다.

이비인후과 전문의가 들려주는

콧병 완전정복

저　　자 | 홍석찬
발 행 인 | 최병진
발 행 처 | 도서출판 고려의학
발 행 일 | 2015년 2월 28일
주　　소 | 서울시 성북구 성북로9길 1 보문빌딩 3층
전　　화 | 02-765-0333, 0337
팩　　스 | 02-743-2288
등록번호 | 제1-519호 1978. 6. 29
ISBN : 978-89-7043-340-0
정가 : 12,000

표지 & 편집 DESIGN | 서상석
일러스트 | 진승우